脾不虚病不找

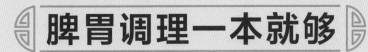

脾胃调理一本就够

杨力 / 主编 | 中国中医科学院教授、博士研究生导师
中央电视台《百家讲坛》特邀专家

U0260660

江苏凤凰科学技术出版社·南京

图书在版编目（CIP）数据

脾不虚病不找 : 脾胃调理一本就够 / 杨力主编 .
南京 : 江苏凤凰科学技术出版社，2025. 4. —— ISBN
978-7-5713-4869-4

Ⅰ . R256.3

中国国家版本馆 CIP 数据核字第 2025678FL5 号

脾不虚病不找：脾胃调理一本就够

主　　　编	杨　力
责 任 编 辑	李莹肖　董　玲
助 理 编 辑	潘文雪
责 任 校 对	仲　敏
责 任 监 制	刘文洋
责 任 设 计	蒋佳佳

出 版 发 行	江苏凤凰科学技术出版社
出版社地址	南京市湖南路 1 号 A 楼，邮编：210009
出版社网址	http://www.pspress.cn
印　　　刷	南京海兴印务有限公司

开　　　本	718 mm×1 000 mm　1/16
印　　　张	12
字　　　数	150 000
版　　　次	2025 年 4 月第 1 版
印　　　次	2025 年 4 月第 1 次印刷

标 准 书 号	ISBN 978-7-5713-4869-4
定　　　价	45.00 元

图书如有印装质量问题，可随时向我社印务部调换。

病从脾中来，养生先养脾

脾乃五脏生化之源，气血之源，故养五脏必先养脾，病从脾中来。

中国人自古就十分重视中央之土，《易经》的"河图洛书"即将五方正位的中央之土视为万物生化之源。《黄帝内经》也认为，脾土位居五脏中央，主运化，是后天之本，五脏之源，强调"脾胃者，仓廪之官"，意思是脾是人体的粮仓，这足见脾的弥足珍贵。脾既是维持生命的根本，但如果失于调养，又会成为百病之源。所以，调养脾胃万般重要。

本书对脾胃的调养做了全方位的阐释，旨在达到"脾为后天之本，脾调好了百病不生；脾为五脏之源，脾养好则气血充足，自然能健康长寿"的目的。

愿此书能给广大人民带来健康福音，祝广大读者朋友健康长寿。

杨力

温馨提示：本书涉及的药膳方、汤剂方、中成药等，仅供读者阅读参考。具体使用时，请务必咨询专业医师，遵医嘱使用。

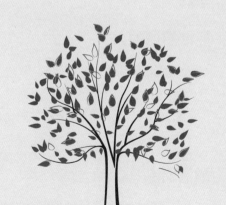

最容易脾虚的 10 类人

"用脑"过度的人

"用脑"不仅指脑力劳动，而且包括情绪活动，比如"耍心眼儿""动感情"等。现代人的精神压力越来越大，有些人变得多愁善感，这些"忧思"都会伤脾，时间一久就会导致脾虚。

久坐不动的人

当代人有一个很不好的工作模式，即上班时久坐不动。长期保持同一个姿势容易导致全身的气血经络受阻、代谢缓慢。自古就有"久坐伤肉"的说法，所谓"伤肉"，除了肌肉功能受损外，还包含"伤脾"。

皮肤暗淡、脸色不好的人

气血滋养皮肤，气使皮肤莹润光滑、血使皮肤颜色红润，而脾有统气血的作用。如果一个人的"脸色"不好看，就说明可能脾虚了。

经常抽烟的人

中医五行讲究相生相克，肺属金，脾属土，土生金，脾虚会引起肺病。反之，如果经常吸烟，导致肺的气阴两虚，日久就会引起脾虚。

酗酒的人

酒是湿热之品，长期饮酒会造成脾胃湿滞受损，进而导致脾虚。

暴饮暴食的人

暴饮暴食需要消化系统在短时间内分泌大量消化液，加重了消化器官的负担，可能导致脾虚。

纵欲过度的人

一个人纵欲过度就会造成肾精不足，继而肾阳衰弱，脾就会因为失去肾阳的温养而虚弱，造成脾虚。

中老年人

人到中年，身体各器官开始走向衰老，生理功能下降，胃蠕动变慢，食物的消化也随之减慢，易于滞留。同时，消化液分泌也减少了，对食物的分解能力降低，就造成了中老年人的脾胃逐渐虚弱。

久病之人

如果身体有病，长时间未愈，就会使人失于调养，自然就容易损伤脏腑，导致脾虚。

过度劳累的人

脾是气血生化之源，而气血是生命之本。如果过度劳累导致气血不足，就会累及脾胃，造成脾虚。长期过度劳累导致气血严重亏损到无以为继的时候，生命之火就熄灭了。

1 分钟判断你有没有脾虚

想知道自己是否脾虚吗？不妨做做以下的测试题吧。早发现早调养，防止脾虚越来越影响你的健康。A 类、B 类、C 类中，哪类与你的症状表现吻合条数最多，你就属于哪一类。

【A 类】

1. 清晨起床，感觉胸闷气短、头晕脑胀。
2. 虽然不熬夜，睡眠质量也挺好，但是却常有黑眼圈，眼袋也越来越大。
3. 四肢无力、倦怠、不爱说话、神疲乏力。
4. 早上排出的宿便形状软烂、黏腻。
5. 容易感冒。
6. 脸色发黄、无光泽。
7. 失眠。
8. 发胖（虚胖）。

【B 类】

1. 饮食稍有不慎就容易呕吐。
2. 舌头边缘常有牙齿压出来的齿痕。
3. 月经量过多。
4. 便血。
5. 冬天怕冷夏天怕热。
6. 咳嗽、哮喘。
7. 小腿水肿。

【C 类】

1. 久泻不愈。
2. 脱肛。
3. 患有胃下垂。
4. 肾虚。
5. 患有慢性胃炎。
6. 患有高血压、血脂异常、糖尿病中的一种或多种。

判断分析

A 类：轻度脾虚

轻度脾虚的人往往只涉及 A 类表现中的一个或多个，多因饮食不节制、过度疲劳、用脑过度等伤脾所致。

B 类：中度脾虚

中度脾虚的人会交叉有 A 类、B 类表现，多因饮食失调、过食生冷，或因过多摄入寒凉药物，损伤脾阳所致。

C 类：重度脾虚

脾胃功能不强、元气虚弱是内伤疾病的主要原因，所以重度脾虚易导致百病丛生。此时如果从补脾入手调理，许多疾病都会得到改善。

目录

第4章 **身体会说话 脾有问题早发现**

第5章 **脾伤百病生 脾好病不找**

第6章 老中医推荐 23 种养脾的明星食材

第7章　打通脾经　经络按摩手到病能除

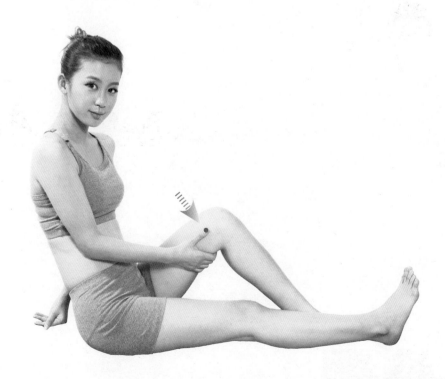

第8章 养脾要从细节做起 生活中的养脾学问

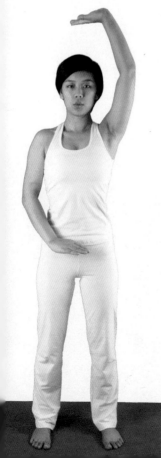

第 1 章

脾是生命的根
脾好人不老

养"脾"不等于养"脾脏"

在养脾之前，先要问自己一个问题：脾在哪里？这是一个不容易回答的问题，有人说，脾不就在左肋下吗？不完全对。这个部位是西医讲的"脾脏"，而不是中医所讲的"脾"，虽然只差一个字，区别却很大。

西医的脾脏：**不太重要的器官**

经常听说，有人因为车祸、撞击等原因造成脾脏破裂，做了全脾切除手术，不但命保住了，而且康复后照样活得有滋有味。而人如果离了肾、心、肺等重要脏器，肯定无法生存下去。

从西医的角度，脾脏确实是一个无关生死的器官，它位于左上腹，在胃的背面，形状为扁椭圆形或条索状等，呈暗红色，质地软而脆，当局部受到暴

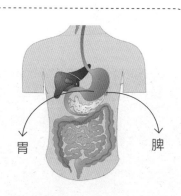

胃　　脾

脾脏位于左季肋区胃底与膈之间，恰与第9～11肋相对，长10～12厘米，宽6～8厘米，厚3～4厘米。正常情况下，左肋弓下缘不能触及。

力打击时容易破裂出血。

西医认为脾脏主要有四大功能。

造血功能

脾脏是胚胎阶段重要的造血器官，人成年后，脾脏仍存有少量的造血干细胞，当身体严重缺血或处于某些疾病状态时，脾脏可以产生红细胞、血小板等满足人体需求。

存血功能

脾脏是血液（尤其是血细胞）的重要储存库，当某些紧急状态（如急性大失血），脾脏会收缩将血细胞释放到循环血液之中。

滤血功能

脾脏是血液有效的过滤器官。血液中的细菌、异物、衰老的细胞等在流经脾脏时，可被脾脏中大量的巨噬细胞吞噬和消化。

免疫功能

脾脏是人体最大的外周淋巴器官，当人体受到外界病毒、细菌等侵害时，能发挥十分重要的免疫作用。如果摘除了脾脏，可能会导致爆发性感染。

中医的脾：气血生化之源

中医的"脾"和西医的"脾脏"是两个完全不同的概念，无论是功能、部位、形状全都不同。

中医的脾，是"心肝脾肺肾"五脏中的一员，是一个整体的概念，而不是具体到某一个器官。单从部位来讲，腹部的几乎所有器官，包括胃、小肠、大肠等，都有部分涵盖在中医的"脾"中。

就重要性而言，中医认为：脾为后天之本，也就是人出生后赖以生存的根本，十分重要，生死攸关。养好脾，是养生中的重中之重。

中医认为脾有三大主要功能：运化、升清、统血，与阴阳、五行以及五脏六腑相辅相成。

脾主运化

我们吃进去的食物，通过肠、胃等器官的消化，转变成可被人体吸收的微小的粒子（中医称之为"水谷精微"），这个过程称为"化"；营养被吸收后，通过循环系统送到身体各个需要的部位，这个过程称为"运"。中医认为"运"和"化"全部由脾负责。脾虚，则会导致人身上没劲、营养不良、虚胖等。

脾主升清

脾主升清，是指脾具有将其运化和吸收的"水谷精微"等营养物质向上输送至心、肺、头，通过心、肺的气化作用化生气血，以营养全身并通过脾气的升举作用，维持人体内脏位置相对恒定的作用。若脾气不能升清，则水谷不能运化，气血生化乏源，会导致人头晕、神疲乏力、泄泻等，严重者还可致脱肛，内脏下垂等。

脾主统血

"五脏六腑之血，全赖脾气统摄"，也就是说，脾负责维持血液在血管内流动而不溢出。如果脾统血的功能不足，人就会出现气血两亏，从而血溢脉外导致出血，如月经量多、尿血、崩漏、皮下出血等。

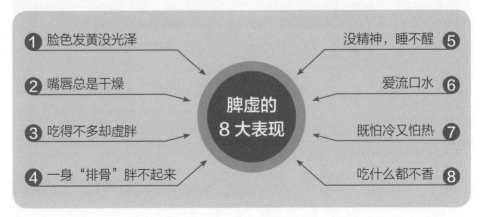

1 脸色发黄没光泽
2 嘴唇总是干燥
3 吃得不多却虚胖
4 一身"排骨"胖不起来

脾虚的
8 大表现

5 没精神，睡不醒
6 爱流口水
7 既怕冷又怕热
8 吃什么都不香

不做"黄脸婆"，养脾就是养气血

脾属土，所谓的"黄脸婆"，其实是脾的问题让脸色呈现"土黄"。中医认为，气血充盈，就会肌肉丰满、皮肤红润。因此，要想保持容颜靓丽，不变成"黄脸婆"，就要养脾养气血，从根本上想办法。

美丽是由内而外的

想要不老的容颜是每个女人的梦想，为了驻留青春，女人从不吝惜在化妆品上花钱，但是外在的美化只是一种对衰老的"掩饰"，美丽衰退的关键原因是气血亏虚。气使皮肤光滑有光泽、血使气色红润。如果气血充盈，就会肌肉丰满、皮肤红润。

脾是生化气血的源头，如果脾生化的气血不足或者体内气血消耗过多，就会造成气血亏虚，皮肤缺少气血的濡养，皮肤代谢的废物无法正常排出，肤色就会暗沉，呈现出土黄色，就变成了"黄脸婆"。因此，要想保持容颜靓丽，就要养脾养气血。

健脾美白，用三白汤

明代医学名著《医学入门》中记载了一个广为流传的中医美容方"三白汤"，取"白芍、白术、白茯苓各5克，甘草2.5克，水煎，温服"。这个方子最初是用于调理伤寒虚烦症的，后来发现可以补气益血、美白润肤，于是就在民间广泛流传开来。

白芍能养血，白术可延缓衰老，白茯苓能祛斑祛痘增白，甘草可应对脾胃虚弱所导致的口臭以及皮肤皲裂等。几者联用，从调和气血、调理五脏的功能入手，进而达到美白祛斑的效果。特别适合因为气血虚寒导致的皮肤粗糙、面色萎黄的女性。

三白汤				
	白芍	白术	白茯苓	甘草
主要成分				
功效	调理身体气血、调理五脏功能			
注意事项	饭前半小时到饭后1个小时不宜服用，服用期间少吃辛辣油腻的食物			

"喝凉水都长肉"是脾惹的祸

中医认为，厚重的脂肪层都是痰湿，肥胖的发生大多是因为"痰湿"作祟。所谓的痰湿是指人体津液的异常积留，消化系统运作失常的一种症状——如果脾的运化功能失调，就会导致"痰湿"，进而导致肥胖。

肥胖的衡量标准

说到肥胖，首先我们要知道肥胖的界定，判断一下自己属不属于肥胖。通常是以体重指数（BMI）作为衡量的标准，中国人BMI的正常值应该在18.5～23.9，如果大于24就属于超重，大于28就属于肥胖。

体重指数（BMI）＝体重（kg）/身高的二次方（m）^{2}

现代人的肥胖除了少数有遗传因素外，大多是因为不良的饮食习惯破坏了身体健康，再加上长期伏案工作，运动量少，更容易让脂肪堆积，最终导致肥胖。

肥胖是脾虚惹的祸

如果脾气虚弱，湿邪内生，脾被湿邪困住，身体的代谢功能紊乱，想瘦就变得不容易，可以用参苓白术散来调节脾气虚弱，赶走痰湿。

此方用人参、茯苓、白术（炒）、山药、甘草各100克，莲子、薏苡仁（炒）、砂仁、桔梗各50克，白扁豆（炒）75克，碾成细粉，过筛，混匀，即可。每次6克，一日2次，早晚服。其中人参、白术、茯苓、甘草可平补脾胃；莲子既可以助白术健脾，又能渗湿而止泻；而砂仁的芳香有醒脾的作用。

参苓白术散					
主要成分	人参	茯苓	白术（炒）	山药	白扁豆（炒）
	莲子	薏苡仁（炒）	砂仁	桔梗	甘草
功效	主治脾气虚弱，湿邪内生，调节胃肠运动，改善代谢				
注意事项	感冒发热患者不宜服用，慢性病严重者应在医师指导下服用				

"怎么吃都不胖"是胃强脾弱

一个人如果胃火盛，即使吃饱了，也很快就会饿；而如果脾虚，不能正常地将吃进去的食物转化成营养物质输送到全身，吸收功能差，得不到足够的营养来充盈肌肉，所以怎么吃都胖不起来。

胃火盛怎么吃都不胖

有一种人容易饿、食量大，但就是胖不起来，这被中医称作"消谷善饥"，是胃火过于旺盛所致。胃的主要功能是容纳吃进去的食物，胃火大则食物消化得快，吃进胃里的食物仿佛干柴投入烈火，很快就燃烧殆尽。如果同时脾虚，就不能在短时间内把营养物质输送到全身，导致身体肌肉得不到营养供给，自然就要瘦了。

胃火大的人应多喝水和多吃含水量丰富的凉性水果蔬菜，但要避免凉性过大反而有损脾胃。如果因为生冷食物伤脾胃，可以用半夏枳术丸调治——用半夏、枳实、白术各 60 克，碾成细末，以荷叶包裹制成铜钱大小的丸子服用。

消瘦是身体严重消耗的状态

健康的人无论胖瘦，体重都是在一定范围内浮动，比如，你最近劳动强度大或者运动量加大，或者工作压力大，人就会变瘦，这种瘦属于正常的生理性消瘦，经过休息调整就能恢复。但是，如果在一段时间内出现不明原因消瘦，而且还有乏力倦怠、缺乏食欲等症状，就算休息调整也不能改善，这可能是病理性消瘦，预示着可能罹患某种疾病。病理性消瘦的人长期处于一种蛋白质和脂肪大量分解的高代谢状态，严重消耗人体元气，需要引起重视，应及时诊治，不要耽误病情。

半夏枳术丸			
	半夏	枳实	白术
主要成分			
功效	健脾益气、燥湿利水		
注意事项	饭前半小时到饭后 1 个小时不宜服用，服用期间少吃辛辣油腻的食物		

既怕冷又怕热就是脾虚

中医有"虚不固表"的说法——当身体腑脏功能低下的时候，人体周围的正气就容易不足，导致身体调节体表温度的能力下降，人就会变得既不耐寒又不耐热了。

虚不固表导致不耐寒热

"表气"是人体和外界环境的一个缓冲区，夏天的时候身体消耗加大，伤津耗气。气虚的人因为本身体能不足，能量储备缺乏，更经不起消耗，不耐夏季的炎热，所以更容易中暑。冬天怕冷也是同样的道理。

人体"气"的来源除了父母给的先天精气，还有后天脾胃运化的"水谷精微"，如果脾虚，运化功能失常，就没有足够的水谷精微去养气，就容易气虚。所以气虚、冷热不耐的人，无论是在入夏之前还是入秋之前都应该进行脾胃调理。

夏秋之际补气最适宜

入夏前，气虚的人适合吃"生脉饮"来补气。立秋前，气虚的人可以用经典补气名方"玉屏风散"内调补气。

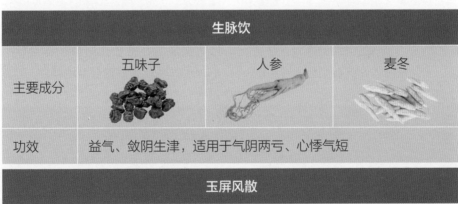

生脉饮			
主要成分	五味子	人参	麦冬
功效	益气、敛阴生津，适用于气阴两亏、心悸气短		
玉屏风散			
主要成分	黄芪	白术	防风
功效	敛汗固表，是体质虚弱者预防感冒的良方		
注意事项	服用时忌吃生冷辛辣的食物		

永远睡不醒是"脾乏"

很多人总是觉得自己天天处在睡不醒的状态，巴不得一天24小时都待在床上。其实，"春乏秋困夏打盹，睡不醒的冬三月"并不是人人都会有的现象，而是脾虚的表现。

脾虚会让人困乏

"脾虚湿盛"是困乏、睡不醒的主要原因。

我们知道脾有"运化水谷精微""主升清"的作用，能将摄入的食物转化为营养物质上济大脑，为大脑进行的多种精神活动提供能量。如果总觉得脑袋昏昏沉沉，人迷迷糊糊的，在中医看来可能是脾的问题——脾的升清功能受到限制，清气无法上升到大脑，人就容易出现头脑不清醒、嗜睡等症状。

脾的升清功能受到影响分为两种情况，一种是脾虚，虚弱到无力升举清气至大脑，使大脑出现疲劳的状态；另外一种就是脾虽然不虚，但是身体内湿气过盛，脾被湿困，就像用绳子把脾捆绑住一样，即使脾"使出浑身解数"也不能发挥升清的作用，从而导致混沌状态。

薏米赤小豆汤去水湿良方

祛除体内的湿气，方法非常简单，只需两种"药"。这两种药能当茶喝，能当饭吃，它们一是薏米（中医称之为薏苡仁），另一是赤小豆。这两种食材比例随意，洗干净后放在锅里加水熬，熬好后就是祛湿健脾的佳品。

薏米赤小豆汤		
	薏米	赤小豆
主要成分		
功效	祛湿健脾、消水肿	
注意事项	不宜加入大米，大米长在水里，含有湿气，会破坏除湿功效	

脾胃虚寒让人口水横流

中医认为，"五脏化液，脾为涎"，也就是说口水跟脾关系密切。如果脾的运化功能正常，那么津液往上注于口中而为涎，即口水；当脾虚的时候，其运化作用失常，口水就会不受控制地外流。

脾为涎，流口水是脾问题

很多人都会晚上睡觉的时候流口水，到了第二天早上一看枕头总有一块地方是湿的。有些人纳闷，这是身体出现什么问题了呢，还是正常的现象呢？

口腔溃疡、嗓子疼、牙龈肿痛等问题，都可能刺激口腔内腺体分泌，导致口水多，在睡觉时就易流口水。此外，有面部肌肉问题（如面神经麻痹、中风），或是口腔内腺体不受神经支配（如药物导致的迷走神经过度兴奋），都可能导致成人在睡觉时流口水。

除了上述原因导致的流口水，很多成人流口水是因为脾虚。

脾有运化营养物质及水分的作用，如果脾的运化功能正常，那么津液往上注于口中而为涎（即口水），有滋润口腔、保护胃肠黏膜的作用，还有助于食物的吞咽和消化。如果涎多溢于口，通常是因为脾虚失于摄纳造成脾涎过多、水液泛滥而流出口外。

脾胃不和爱流口水

还有一种流口水的情况为"胃不合则卧不安"，即因为脾胃湿热或是胃里积攒过多的食物，胃热上蒸导致口水过多，尤其是晚上睡觉爱流口水，所以睡前不宜吃太多食物。

如果经常睡觉流口水，最好多加注意身体，及时调补。平日可多服食健脾固肾的中药调补，如莲子、芡实和淮山，如无口干口苦，可加党参。如果脾虚比较严重，有夹寒，兼热，或有气滞之象，可以及时请中医师进行药物调理。

治流口水小偏方

泥鳅半斤，去内脏晒干，炒黄，磨成粉，用黄酒冲服，一次2钱，一日2次，服完即可。

食欲缺乏是脾胃在"闹情绪"

中医认为"胃以和为贵，脾以运为健"，食欲缺乏大多跟脾胃相关，吃饭靠的是胃气，脾胃运化功能减弱导致胃气虚，就没有食欲、不爱吃东西。所以，健脾开胃是调理食欲缺乏的基本原则。

注重养胃气

历代医学家都很看重保护胃气，《黄帝内经·灵枢》中说："有胃则生，无胃则死。"也就是说，不管一个人得了什么病，只要这个人的脉象里还有胃气，就说明还有治愈的可能。反之，就危险了。就像张景岳在《景岳全书》中说的："凡欲察病者，必须先察胃气；凡治病者，必须常顾胃气。胃气无损，诸可无虑。"

平时我们就应该注重调养胃气，慎重饮食。有的人特别喜欢喝冰镇饮料，比如冰果汁、冰咖啡、冰镇啤酒等，一时爽口却会给身体埋下隐患。喝完冷饮可能短时间内身体没有特别的反应，但是长时间积累就容易出现腹泻、便秘、感冒等小毛病。

心情不好没胃口，很伤脾胃

人的情绪状态就像一个调节器，能放大或缩小身体的各种信号，而肠胃恰恰就是反映这种变化的"晴雨表"。人的悲伤会引起自主神经功能紊乱，导致肠胃蠕动减慢，酶分泌减少，并使胃肠充气，告诉大脑"我不饿"。

所以，我们经常可以看到遭受挫折或沉浸在悲痛中不能自拔的人，最初的表现往往是食欲减退或拒食。此外，人在遭受意外的刺激时会感到愤怒、恐惧、心事重重，忧思伤脾胃，会使食欲明显下降，进而影响消化功能。

改善情绪不佳所致厌食的小偏方

对情绪低落的人，可用 3 克西洋参泡水饮或口含，或用 10 克制附子炖肉吃（制附子用纱布包好，先煮 1 小时，加肉再煮 1 小时，吃肉喝汤）。对亢奋型的厌食，则可以用 5 克桑叶或竹叶、2 克黄连泡水喝，也可用 3~5 克大黄、栀子或 10 克丹皮煎水喝。

第 **2** 章

养脾要养在点子上

掌握脾的五个特性

脾是后天之本，对养生有着重要的意义。《金匮要略》有云："四季旺脾不受邪"，也就是说，在日常生活中要注意养脾，只有脾健康了，人体才不容易受到病邪的侵袭。在养脾之前我们首先要熟悉脾的特性。

给脾一个干燥不湿腻的环境

"喜燥恶湿"是脾的第一个生理特性。因为人体内的水谷精微大多是液体状态，脾输送这些液体到全身各处，很容易被"液体"缠上造成"脾虚湿困"的现象。打个比方来讲，一个人在泥泞中行走，走得越久，粘在鞋子上的泥巴就越多，阻碍前行，导致越来越走不动，最后只能停下来，"脾虚湿困"就是这个道理。

脾在五行中属土，在阴阳中属阴，也就是"阴土"。因为脾的阴性属性，容易阳气衰、阴气盛，所以当身体被湿邪（即湿气、病邪）侵入的时候，脾就会首当其冲地受伤害。如果身体湿气太重，"脾虚湿困"就不能正常发挥它的生理功能。当脾的阳气虚衰的时候，不仅可引起湿浊内困，而且会引起外湿侵袭。

清代名医叶天士在他的医案中曾记载："湿喜归脾者，与其同气相感故也。"说明因湿邪而产生的一些病症很容易变成脾的问题。所以，要给脾一个干燥不湿腻的环境，在调理脾湿相关的病证时，要燥湿化湿。一方面要健脾，一方面要行气、利湿来恢复脾功能的健运。

脾湿		
寒湿困脾	体内的寒气、湿气旺盛，使脾的阳气不能发挥，导致脾功能不能正常发挥	表现为胃腹胀满、想吐、口淡不渴、腹痛便溏、头身困重、舌苔白腻、小便短少、肢体肿胀、面色晦暗、女性白带量多等
湿热蕴脾	体内蕴含湿热之气，造成脾失健运，不能发挥功效	表现为恶心欲呕、口中黏腻、口渴不多饮、便溏不爽、小便短黄、皮肤发痒、舌红等

三伏天要特别注意脾的保养

中医讲究阴阳五行，认为四季中"春夏属阳，秋冬属阴"，而五行也与四季相应，即春季属于"木"与肝相应，夏季属于"火"与心相应，秋季属于"金"与肺相应，冬季属于"水"与肾相应。五行中的"土"却没有对应的季节，于是古代的医药学家就把夏季分为"夏"和"长夏"，"夏"属"火"与心相应；"长夏"属于"土"则与脾相应。这样五行配五季，五季配五脏就完全符合了。

所谓"长夏"就是我们说的三伏天，30~40天的时间。三伏天是夏秋之交，阴阳变化的开端，而脾又是至阴的腑脏，所以脾与长夏相应，脾气旺于长夏，脾病可以在长夏季节得到好转。但是，长夏正是湿气颇盛的时节，湿气又容易损伤脾脏，因此，夏季养脾要注意不要吃太多生冷及肥甘厚腻类食物，以防湿气困脾。

长夏通过 4 点养好脾	
醒脾	祛湿，振奋脾气，唤醒脾胃功能
护脾	出汗多容易伤津耗气，护脾就要补气生津
健脾	帮助"脾气"活动，健脾益气
暖脾	少吃或者不吃生冷食物，避免伤害脾胃的阳气

老年人养好脾，腿才会有劲儿

俗话说"人老先老腿"，老年人的健康情况和精神状态都能从腿脚是否灵便中体现出来。而四肢活动是否正常，与脾的好坏有很大关系。

《黄帝内经·素问》中说："四肢皆禀气于胃，而不得至经，必因于脾，乃得禀也。"说明脾运化水谷精微和升清的功能是否健旺，关系着四肢的功能是否正常。脾健运，运送到四肢的营养就充分，四肢就强健有力；如果脾失健运，营养输送受阻，四肢就会营养不足倦怠乏力，严重者会出现肌肉萎缩、肢体瘫痪。当出现手脚乏力、皮肤松软的时候，就要多多注意脾的调养了。

脾不喜欢你想太多

大家可能都有过因为思虑某件事而茶不思、饭不香的时候，有词云："衣带渐宽终不悔，为伊消得人憔悴"，从中医角度来说，这些都是"思"过度造成的。

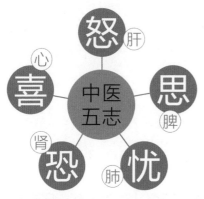

中医将情绪分为五志，即喜、怒、思、忧、恐，分别对应心、肝、脾、肺、肾，其中"思"包括思虑和思念。思作为人的一种情志活动是正常的也是必需的，但"思贵有度"，如果思虑、思念过度，就会出现"气结"，脾气郁结，出现食欲下降、脘腹胀闷等状况，影响脾的运化升清和气血生化的功能，造成各种疾病，这就是"思伤脾"在我们身上的体现。

美国生物学家认为，人体的胃肠神经上有一个被称为"第二大脑"的"腹脑"，按照中医学原理解释，是因为在人体的各个器官中"脾胃"是跟情绪关系最为密切的。它跟大脑一样，会因为情绪而影响功能，比如工作中出现了纰漏就会让人觉得食不下咽。

现在职场竞争压力大，揣摩上司心思，维护同事关系，工作任务繁重，这些看似常态的现象让人们每天的神经都处于紧绷状态，时间一长就会损伤脾胃，导致脾虚。中国文化提倡"克己"，这就造就了中国人普遍具有"隐忍"的个性，忍的过程，就是把一些负面的情绪、怨气压抑下来，久而久之就会伤脾。

元代名医朱丹溪创制了一种叫作"越鞠丸"的药，特别适合肝气不舒的女性。现在药店里卖的是越鞠丸的变方，叫"越鞠保和丸"，适用于情绪问题导致的饮食积滞、消化功能失调。

越鞠保和丸	
主要成分	栀子（姜制）、六神曲（炒）、香附（醋制）、川芎、苍术、木香、槟榔
功能主治	舒肝解郁，开胃消食。用于气郁停滞，胸腹胀痛，消化不良

养脾秘籍　多吃让人快乐的食物

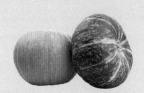

南瓜：富含维生素 B_6 和铁，帮你制造好心情。

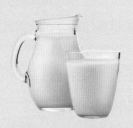

牛奶：最佳钙质来源，舒缓心情。

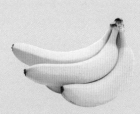

香蕉：含有生物碱，可以使人振奋精神、提高信心。

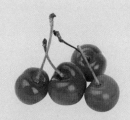

樱桃：富含"制造快乐"的花青素，在心情不好的时候吃樱桃，有意想不到的作用。

脾在窍为口、在液为涎

　　脾如果病变，就会在嘴里反映出来，比如食欲的变化、口腔异味等，如果是湿气困住脾导致脾失健运，嘴里就会有甜、黏的感觉，同时嘴唇也会淡白无光泽。

　　我们食欲很棒、吃到喜欢的食物的时候就会吃得"津津有味"，特别渴望吃到某种食物的时候就会有"垂涎欲滴"的感觉，这些都是津液的分泌，也就是俗话说的"流口水"，中医叫作"口津"。津液的分泌有助于食物的吞咽和消化。"在液为涎"就是说脾的状况从口水上也能体现出来，正常情况下"涎液上行于口，不溢于口外"，如果脾胃不和，常常会导致口水分泌增加，且口水不受控制自然流出。所以，如果反复、经常流口水，就要看看你的脾是不是有问题了。

养脾就要守住脾的阴阳

人体是由若干脏器组织构成的有机整体，这个整体内保持着阴阳对立和统一，人体的正常生命活动就取决于这两个方面的相对平衡，所以一旦脾的阴阳失衡了，身体就会出现病症。

脾阳虚和脾阴虚

脾阳虚就是脾的阳气虚衰而阴气过盛导致的一些病症，比如有的人特别怕冷，似乎总是比别人提前过冬季，人家还穿秋衣的时候他已经穿上棉衣了，平时也总是手脚冰凉。脾阳虚的人适量吃些热量较高且富有营养的食物，避免吃性寒生冷的食物，比如冷饮、生冷瓜果。

脾阴虚是脾脏阴液不足，不能正常运化营养物质，造成对身体濡养失职，身体得不到足够的营养，导致气血不足，人就会疲乏无力，就像汽车油量不足，想开得快些也是心有余而力不足。

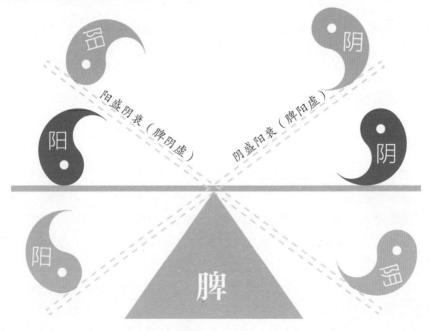

脾有阴气、阳气，脾之阳气即脾气、脾阳；脾之阴气则是脾血、脾之津液。脾阳虚是指脾阳虚衰，阴寒内生所表现的虚寒证候；脾阴虚即是脾脏阴血、津液不足的脾阴气不足证。脾的阴阳平衡才能维持人体正常的生命活动。

脾阳虚的人常会有以下症状	
舌体胖大、有齿痕	阳气的蒸腾控制着人体水分的消耗和代谢，如果阳气衰弱，水分蒸腾不足，多余的水分就会积蓄在体内，造成舌体胖大，受到牙齿挤压出现齿痕
大便不成形	大便不成形，还夹杂着没有消化的食物，是因为阳气不足，进入胃中的食物没有办法很好地进行消化，就从肠道直接排出了
畏寒怕冷	阳气就像小太阳，为身体提供一个温暖的环境，如果阳气不足，那这个内环境就处于"寒冷"的状态，所以脾阳虚的人会有四肢不温、畏寒怕冷的症状
精神不济	阳气不足，身体细胞的生命活动也会衰退，就会让人精神不济、萎靡不振
脉象沉细	阳气不足，就不能有效地鼓动脉管（气血运行的通道），会让脉象细沉无力

脾阴虚的人常会有以下症状	
肌肉消瘦	脾脏阴液不足，濡养失职，身体得不到足够的营养
体倦乏力	阴液不足，不能正常运化营养物质，造成气血不足，人就会疲倦乏力
舌红少津	阴液不足，滋润、制约阳气的功能减退
大便干结	脾的阴液不足，会导致身体燥热内生，造成大便干结

春夏秋冬，养脾要因时而动

东汉著名医学家张仲景说过："四季脾旺不受邪。"意思是说，如果一年四季脾的功能都很旺盛，人就不容易受到病邪的侵袭。所以，我们应该顺应四季的气候变化，作息规律、避开寒暑、饮食有度、保持好心情，并且要随着季节的变化随时调整养脾的重点，这样我们才能养好脾，让身体保持在健康的状态。

春季清肝泻火养脾胃

很多人认为春天养肝，就要用各种方法来拼命补肝，其实是不正确的。春天肝旺而脾弱，脾土被肝木所困，容易对脾的运化功能造成影响，出现腹胀、腹痛等毛病。所以，春天养生除了疏肝利胆外，还有一个重要的任务就是健脾养胃。

养脾胃需静心，使肝气不横逆，让脾胃安宁，这样脾胃运化功能才得以正常运转，达到健脾养胃的目的。孙思邈在《千金方》中说："春七十二日，省酸增甘，以养脾气。"因此，春天要少吃酸味食物，适当增加甜食，以养脾气。另外，根据春季万物升发的特点，要少吃辛辣、油腻的食物，避免助阳外泄，使得肝木升发太过而克制脾土，从而影响脾胃功能。

春天时春风也比较强劲，要做到"虚邪贼风，避之有时"，注意随着气温变化增减衣服，顺应春季多变的气候保暖防寒，不让阳气受遏。

春季养脾小窍门

山药、莲藕、萝卜都是春季养脾好食材。在衣着方面，药王孙思邈主张春季穿衣"上薄下厚"，来养阳收阴。

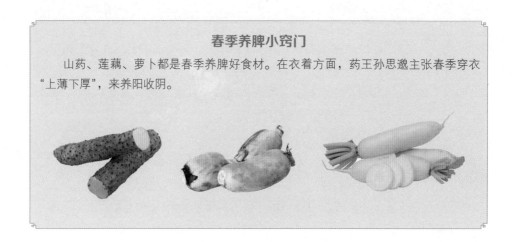

夏季养脾重点是除湿

夏季多雨潮湿，湿邪容易损伤人体的阳气，特别是脾容易被湿气困阻导致脾失健运，人也容易出现食欲缺乏、大便稀溏，严重者会出现肠胃炎、痢疾等疾病。所以，夏季养脾的重点是除湿。

暑热之邪常与湿邪"狼狈为奸"，就像夏天感冒、中暑等，大多是湿与热的症状同时存在。夏季防湿邪要做到避免淋雨和贪凉；防暑邪要做到早晚开窗通风，让身体周围的热气散掉。

夏季也要在饮食上注意防湿邪。因为夏季炎热，大家都喜欢吃凉的东西，特别是冰冻的冷饮，这些都容易产生寒湿之邪导致暑湿兼寒的病症，所以要少吃寒凉食物。同时，要注意修身养性，不要在暑湿困脾的同时，又因为思虑过度伤了脾。

秋季养脾防"凉燥"

二十四节气里的秋分是"阴阳各半"的节气，此后阴长阳消，这个时节人们要避免寒凉之气伤脾胃。秋分后天气越来越冷，而且雨水减少，阴气逐渐上升，从中医来看人容易被"凉燥"侵袭，出现健康问题。

很多人到了秋天就变得没有食欲了，这是因为经过炎炎夏日，体内能量消耗较大，脾阳受到损伤导致的。为了不进一步损耗脾阳，秋季不要再吃太凉的东西，饮食要保暖，并且选择清淡、细软容易消化的食物。秋分后每天不宜吃太多水果。因为秋分后寒凉气氛日渐浓郁，如果本身脾胃不好、经常腹泻的人，吃水果多了就容易诱发或加重疾病。因此这个时节吃水果要有节制，脾胃不好的人可以把梨或荸荠煮着吃。

冬季藏养防寒养脾

冬天天气寒冷，身体受到寒冷刺激后会促使胃酸分泌增加，胃肠容易发生痉挛性收缩。有的人冬季受寒后肚子痛，经常拉肚子，都是脾胃虚寒的表现，所以

冬季防寒养脾穴位

《扁鹊心书》中记载："每夏秋之交即灼关元千壮，久久不畏寒暑。"意思是说，在夏秋交集的时候，用米粒大小的艾柱，点燃后灸关元穴，可以提高人体的耐寒、抗暑能力。

冬季保暖防寒很重要。平时要早睡晚起，多晒太阳，以温暖身体。衣着上要注意宽松保暖，外出最好戴帽子、围巾。饮食上可以适当多吃些热量高的食物，为身体提供热能以抵御寒冷。

"冬三月，此谓闭藏"，就是说冬天要学会藏养阳气。在立冬之后，人们开始需要补阳气，但是"虚不受补"，所以要先养好脾胃，要不然补也补不进去。

冬天天气冷，人们不愿意出门运动，长时间不活动，人的脾胃也会受到影响，造成食欲缺乏、肠胃功能紊乱，所以古人讲究"冬练三九"不是没有道理的。

冬季养生好食材

立冬 11月7～8日
补气　养肾
乌鸡、白菜、柿子、栗子

小雪 11月22～23日
保暖　养肾气
金针菇、鲫鱼、小白菜

大雪 12月7～8日
滋补肝肾
核桃、萝卜、桂圆、小辣椒

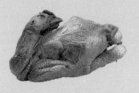 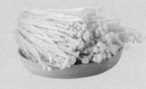 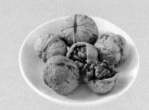

冬至 12月21～23日
补血　散寒
南瓜、黄豆、甘蔗、红枣

小寒 1月5～7日
保脾胃　养肝肾
羊肉、香菇、猴头菇、花生

大寒 1月20～21日
阴阳齐补
芋头、茶树菇、人参、鹿茸

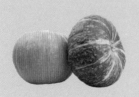 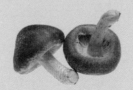 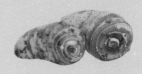

第**3**章

脾为后天之本
脾好了百病不生

脾是五脏六腑的"粮仓"

《黄帝内经·素问》"灵兰秘典论"说："脾胃者，仓廪之官，五味出焉"，故脾胃被称为"仓廪之官"。也就是说，脾胃就像粮仓的管理员，它负责把我们摄取的食物进行分类。

脾为生命活动运化营养物质

我们摄取的食物进入体内后，需要消化成营养物质才能被身体吸收利用，而脾就担任这一重任——运化水谷精微。脾还将食物按酸、辛、甘、苦、咸五味分类。五脏对五味，人体的五脏各有所喜，比如肝喜酸，脾喜甘，心喜苦，肾喜咸，肺喜辛。所以脾是我们的"后天之本"。

所谓的"后天之本"是相对于"先天之本"而言。中医认为，父母将生殖之精藏在肾脏之中，是先天给予的，所以说肾是先天之本；而水谷精微是通过脾的运化功能进入身体的，是后天摄入的，所以说脾是后天之本。

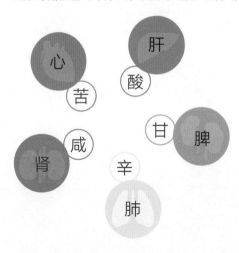

红色养心，苦味入心。
绿色养肝，酸味入肝。
黄色养脾，甘味入脾。
白色养肺，辛味入肺。
黑色养肾，咸味入肾。

脾胃是生发元气的源泉，元代李东垣指出："真气又名元气，乃先身之精气，非胃气不能滋之。"元气推动了人体生长、发育，温煦五脏六腑、经脉、四肢等。一个人只有元气充足才能健康不生病。李东垣在《脾胃论》"脾胃盛衰论"中还说："百病皆由脾胃衰而生。"可见，所有疾病的源头都是脾胃的问题。

因此，一个人如果不注意调养脾胃，饮食过量，过食生冷、油腻、刺激性食物，就会使脾胃受伤，导致营养物质不能很好地输送到全身各处，人体的元气就会衰弱，当外邪侵体时就不能很好地抵御，各种疾病就会接踵而来了。

脾与五行相应属土

在中医里，常用五行描述人体五脏系统的功能和关系，五行就是木、火、土、金、水，代表五种属性，分别有与之相对应的五脏，即木性为肝脏，火性为心脏，土性为脾脏，金性为肺脏，水性为肾脏。

五行之间有"相生""相克"，也就是说脾与其他四脏之间有着相互促进又相互克制的密切联系。如心生脾就是火生土，心之阳气可以温脾；脾生肺就是土生金，脾运化水谷之精气可以益肺。因此，五脏阴阳平衡、和谐相处，才是维持生命活动的根本保证。

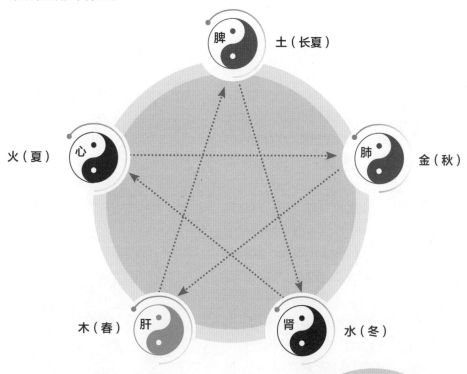

"五行相生"是互相生旺的意思，表示生成化育；"五行相克"就是互相反驳、互相战斗、制衡。上图中虚线箭头所指代表五行相克，五角星外相邻的图示代表五行相生。脾对应五行中"土"，与长夏相应。所以长夏是健脾、养脾、补脾的好时机。

木——生长、升发、柔和、条达舒畅
火——温热、升腾、明亮
土——生化、承载、受纳
金——清洁、肃降、收敛
水——寒凉、滋润、向下运行

脾与胃：相互协调，亲如手足

　　脾胃互为表里，在功能上密切配合、并肩作战，共同完成食物的消化吸收。胃就像大袋子一样容纳我们吃进去的食物、分解食物，然后脾将食物进一步消化吸收向全身输送营养物质，同时也为胃的下次纳入腾出地方。

脾胃互为表里：胃主纳脾主运、脾主升胃主降

　　脾是五脏之一，属阴为里；胃是六腑之一，属阳为表。脾胃互为表里，两者关系密切，亲如手足。

　　脾胃是维持生命活动的重要环节，它们的升降运动构成了人体气机升降的枢纽。

　　脾气上升，不仅帮助了胃进一步消化食物，而且吸收、运输了营养物质和水液，同时还统摄、升提内脏，保持内脏各安其位。

　　胃气下沉，使食物得以下行，将初步消化后的营养物质转移到小肠供给脾以运化转输，将水谷之精气布散全身。脾升胃降的这一过程既受纳又排泄，升降相宜，互为因果，只有两者之间取得相对平衡与协调，才能使人体的气生生不息。

　　脾为阴，胃为阳，不同的阴阳属性造就脾胃的不同喜好，与脾喜燥恶湿的特性截然相反，胃喜润恶燥。胃在消化食物的时候需要润泽，如果胃阴不足使胃干燥，那么胃就会失去沉降的作用，就像机器没有油的润滑无法运转一样，随之就会影响脾的功能，身体出现病症。

　　所以，调养脾胃要阴阳互补，两者兼顾，保证脾胃消化吸收、升降协调。

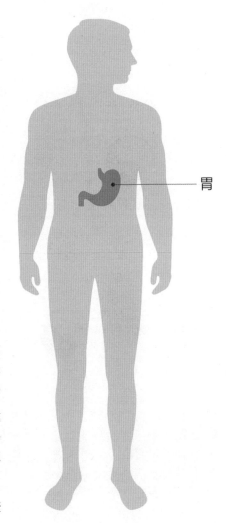

胃

养脾又养胃的小窍门

中医圣贤发现了一种十二经脉对应每天十二时辰的规律，这就是"子午流注"。其中，辰时（7~9点）是胃工作的时间，巳时（9~11点）是脾工作的时间，此时气血正好流注胃、脾二经，功能最旺盛，如果此时能够合理饮食，不仅能很好地消化吸收食物中的营养物质，而且能使脾胃得到充分的调养和锻炼。

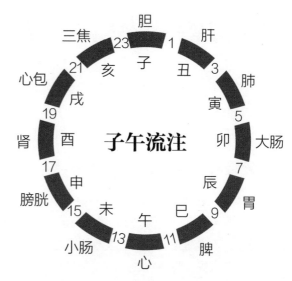

子午流注，是针灸于辨证循经外，按时取穴的一种操作方法。可以通过此图分时段保养各个器官。

养脾又养胃的食材

谷物	蔬菜	水果	肉类	水产	其他
小米	黑木耳	木瓜	牛肉	鲫鱼	核桃
糯米	白菜	菠萝	猪肉	鲤鱼	花生
赤小豆	山药	葡萄	羊肉	鲈鱼	红枣
薏米	苦瓜	榴莲	乌鸡	鲢鱼	栗子

脾与肾：先天、后天相互补养

肾藏精，源于先天；脾化生气血，是后天之本。脾与肾就是"后天"与"先天"的关系：先天温养后天，后天补养先天。肾为人体生命提供物质基础，脾为人的生命从外界吸收营养，不断获取后天的能量。

先天温养后天，后天补养先天

脾与肾的生理联系，主要表现在先天与后天的互促互助关系。脾主运化的功能，须借助肾中阳气的温煦，这是先天温养后天。肾脏所藏之精气，有赖于脾运化水谷精微的不断补充，这是后天补养先天。也就是说，如果一个人脾健旺，那么肾中的精气就会更充盈。反之，如果脾的运化能力差，日久就会累及肾，造成肾虚。

脾肾两脏的关系，还表现在水液代谢方面。脾主运化，为胃行其津液，须有肾中阳气的温煦蒸化；肾主水，司膀胱开阖，使水液的吸收和排泄正常，但这种开阖作用，有赖脾气加以制约，前人用五行术语概括为"土能制水"。脾肾两脏相互协作，共同完成水液的代谢。

所以，如果脾气虚弱，运化不健，导致肾精不足，就会表现为腹胀、便溏、消瘦、腰酸、耳鸣等。而如果肾精不足，不能温煦脾阳，形成脾肾阳虚证，就会表现为腹部冷痛、腰膝酸冷等。

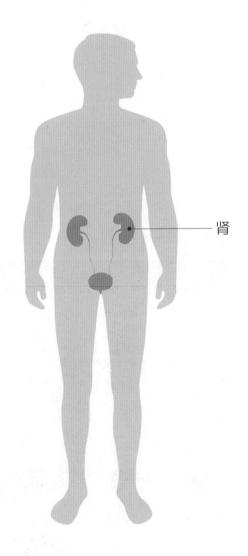

肾

养脾又养肾的小窍门

　　我们可以取穴艾灸来调养脾、肾。取艾条，将艾条一端点燃，在离足三里穴2~4厘米的位置施灸15分钟左右，能够补气助阳、温益脾肾。

　　足三里穴位于小腿前外侧外膝眼下4横指，胫骨前嵴外侧1横指按之凹陷处，用力按压会有明显的酸胀感。每周可用艾条灸足三里穴1~2次。艾灸时应让艾条的温度稍高一点，使局部皮肤发红。

　　艾灸足三里穴有调节机体免疫力、增强抗病能力、调理脾胃、扶正培元的功效。

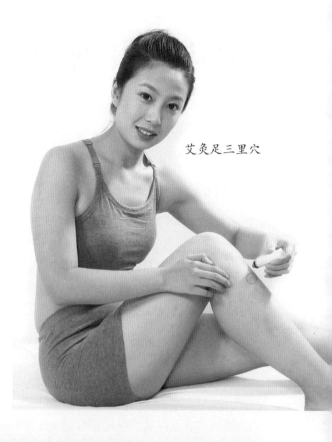

艾灸足三里穴

养脾又养肾的食材

谷物	蔬菜	水果	肉类	水产	其他
小米	豇豆	柠檬	牛肉	虾	核桃
玉米	扁豆	香蕉	猪肉	鳝鱼	花生
大豆	山药	桑葚	羊肉	鲤鱼	芡实
大麦	莲藕	葡萄	乌鸡	鲈鱼	栗子

脾与肝：肝脏"郁闷"，脾也受罪

　　五行中肝属木，脾属土，肝气条达则脾气健运。两者的关系体现在消化功能和血液运行方面，肝主疏泄，脾主运化；肝主藏血，脾主生血统血，两者五行相克，也就是说，如果肝出了问题（如肝郁），就会影响到脾。

肝郁则脾虚

　　《黄帝内经·素问》"灵兰秘典论"曰："肝者，将军之官，谋虑出焉。"说明肝与情志有关，常说的"怒伤肝"就是这个道理。中医认为，肝主疏泄，肝气条达才能通而不滞、散而不郁，脾气才不会凝滞，才能正常运化，脾胃才能正常发挥升降功能。如果肝郁则脾虚——身体的肝气郁结，就会横逆犯脾，脾气本来就虚，又被肝气所犯，就会出现运化失常。现代人工作生活压力大，情绪很容易失控，这样最容易损伤肝脏，如果肝失条达，导致脾胃不和，就容易出现食欲缺乏，四肢无力的症状。

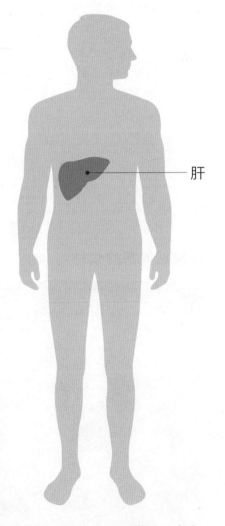

肝

　　五行中，肝属木，脾属土，两者相克即肝木克脾土。如果肝木太旺，就会克制脾土，常出现腹胀、腹泻、便秘等症状。

肝脾携手共同维持血液的正常运行

　　《黄帝内经·素问》"经脉别论"曰："食气入胃，散精于肝，淫气于筋。"就是说肝脏中所藏的血液、营养都来自脾运化的水谷精微。脾气健旺，生血有源，不断为机体提供营养物质。脾统血正常运行，就保证了肝脏储存血液，肝血充足且贮藏疏泄有度，气血才能运行无阻。如果脾统血功能失常，就会出现各种失血病；而肝脏贮血功能异常，也会出现出血症状。可见，在血液运行方面，两者是相互联系的。

养脾又养肝的小窍门

怒伤肝，忧思伤脾，所以保持好的心情是养脾养肝的关键。心理学家建议，每天用相机拍下一些身边的人和事，如窗外的树木、路边的小花、邻居家的孩子和朋友的婚礼，不定期整理照片，你会觉得所有的细节都是美好回忆，人会很容易变得快乐起来。

还可以用"鸣天鼓"的方法，达到护肝、明目的功效。鸣天鼓，就是将双手掌用力相搓，使掌心产生热量，然后用两手掌分别按于两耳，掌心对准耳道，手指并拢贴于两鬓；两掌轻轻用力，对两耳作缓慢的重按，再缓缓地放开。操作数次。

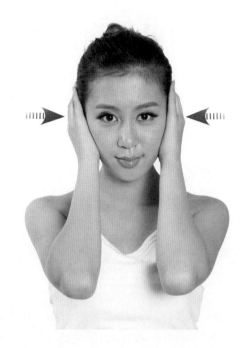

"鸣天鼓"能护肝、明目。

养脾又养肝的食材

谷物	蔬菜	水果	肉类	水产	其他
荞麦	葱	猕猴桃	鸭肉	鲈鱼	枸杞子
玉米	海带	樱桃	牛肉	蛤蜊	红枣
绿豆	荸荠	苹果	鸡肉	虾	松子仁
高粱	百合	西瓜	鸭血	带鱼	醋

脾与心：心为母、脾为子

　　心与脾的关系主要体现在心主血、脾生血；心行血、脾统血。心作为全身功能的统帅离不开脾的功劳——脾是气血生化之源，为全身供给血液，同时将情况及时反馈给心；心对脾的生血、行血过程给予支持。

脾虚则心虚

　　《黄帝内经·灵枢》曰："心者，五脏六腑之大主也，精神之所舍也。"这是说，心在脏腑器官中地位最高，主导和统帅各腑脏功能的活动，其中也包括脾胃。

　　脾胃是受心主导的，又相互影响。例如一个人想吃饭，需要心发号施令；脾胃也影响着心，如果作为"粮仓"的脾空虚，心自然就缺少水谷精微的濡养，就没有了发号施令的动力。

　　从五行角度来讲，心属火，脾属土，心火生脾土，可以把心与脾的关系看作"母子"关系。心作为"母亲"需要照顾好脾这个"儿子"，也就是脾胃的纳运功能需要依赖于心阳的温煦。如果心阳不振，就会影响脾胃的运化功能，容易出现心悸、气短、胸闷、腹泻等问题。心主血，而脾胃为气血生化之源，就是脾作为"儿子"也要濡养心这位"母亲"，如果脾失健运，不能益气生血，那心失血养也会让身体生病。因此，只有脾气健旺，血液充足，心才能有所主。

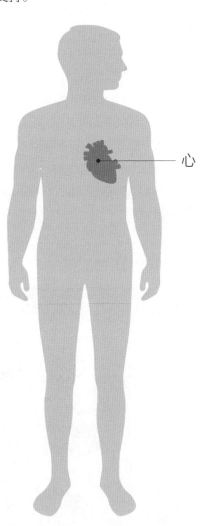

心

　　中医中有"胃不和则卧不安"的说法，就是说脾胃不和睡眠就不好。这是因为心主神明，如果胃的受纳、脾的运化功能受到影响，就会扰了人的神明，进而影响睡眠。因此，晚餐要适当，睡前不忍饥挨饿，也不能吃得太撑。

养脾又养心的小窍门

　　我们平时就应该多静心养气，以免扰乱心血，耗损心气。如果能心气平和，脾脏也会得到滋养。要养心健脾，可以常按摩心经穴位和养脾穴位，如极泉穴、中脘穴、内关穴等。

　　极泉穴可以宽胸理气、通经活络；内关穴有调节情绪、调节睡眠、调节心脏的作用，同时也有调节肠胃的功能；中脘穴可以和胃健脾、降逆利水。

按摩内关穴

　　具体方法：一手握拳，腕掌侧凸出的两筋之间的点，距腕横纹三指宽的位置即是内关穴。用一只手的拇指，稍用力向下点压该穴位，保持压力不变，继而旋转揉动，以产生酸胀感为度。

　　保健功效：养心健脾，和胃降逆，宽胸理气。

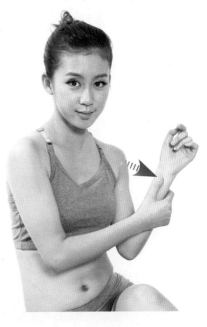

常揉内关穴能养心健脾。

养脾又养心的食材

谷物	蔬菜	水果	肉类	水产	其他
玉米	胡萝卜	草莓	牛肉	鲈鱼	莲子
大豆	南瓜	樱桃	羊肉	牡蛎	人参
燕麦	红薯	葡萄	猪肉	海蜇	红枣
小麦	苦瓜	苹果	驴肉	鲫鱼	桂圆

脾与肺：脾的强弱决定肺的盛衰

肺主气，管呼吸，是人体内外气体交换的主要场所，又有疏通和调节水液的功能，它与脾之间的关系主要体现在气的生成和水液代谢两方面。

脾虚的人爱感冒

《黄帝内经·素问》曰："肺者，相傅之官，治节出焉。"意思是说，肺的作用就像宰相一职，协助心脏治理全身，全身的气都是由肺来主持和管理的。

我们知道脾的功能之一是"运化水湿"，而脾的运化水湿又是依赖于肺气的"肃降"功能。《黄帝内经·素问》中就指出了"脾气散精，上归于肺，通调水道，下输膀胱"。肺具有疏通和调节全身水液运行道路的功能，使水液向下通过膀胱以小便的形式排出体外。这说明，脾运化的水谷精气滋养肺，肺中津气的盛衰取决于脾胃的强弱。所以，如果脾虚，首先会影响肺。

脾虚的人容易感冒，实际上是因为脾气不足，脾不能益气导致肺气虚，肺气虚则卫气不足，容易导致感冒。从五行上来讲，肺属金，而脾土生金。肺是因为有脾胃供给的营养，才能有主呼吸、宣发、肃降和通调水道等功能。如果脾虚了，那脾土就不足以生金，人就容易患呼吸系统的疾病。

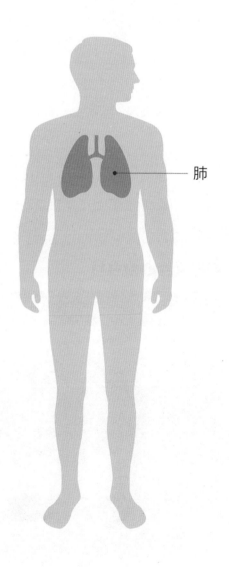

肺

养脾又养肺的小窍门

五脏是相辅相成的，脾强弱决定肺津气盛衰，反之肺气弱也会影响脾的健康，所以脾肺同养，养肺的同时也是在养脾。

按揉肺及支气管反射区

定位：双足足掌第二、三、四、五趾骨上端关节，中部通向第三趾骨中节区域。

操作方法：将拇指放在肺及支气管反射区上，揉按 5 分钟。

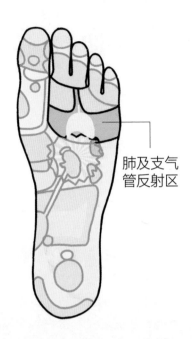

肺及支气管反射区

养脾又养肺的食材

谷物	蔬菜	水果	肉类	水产	其他
糯米	胡萝卜	梨	鸭肉	墨鱼	蜂蜜
大米	木耳	木瓜	猪心	海参	莲子
薏米	银耳	石榴	猪肺	海蜇	百合
粳米	苦瓜	葡萄	猪肉	黑鱼	红枣

五色食物养五脏

"五色食物"就是以天然食物表面所呈现的颜色来分类，分别为红、黄、绿、黑、白五大类。中医认为，人体心、脾、肝、肾、肺五脏分别对应不同的食物颜色，红色养心、黄色养脾、绿色养肝、黑色养肾、白色养肺。

红色食物养心

红为火，入心，补气补血，因此，红色食物和"心"联系在一起。红枣是最常见的红色食物，中医认为，红枣味甘，养脾健胃，益血壮身。樱桃则是水果中的红色冠军，樱桃的铁含量高，能促进血红蛋白再生，提高身体的免疫力。

黄色食物养脾

黄色食物性微寒，能活血通便、解毒去风热、益气补脾，因此，平时护脾养颜应多吃一些黄色食物。常见的黄色食物有黄豆、韭黄、南瓜、蛋黄、粟米、玉米等。黄色食物都含有丰富的胡萝卜素。尤其玉米，被誉为粗粮中的保健食品，它的膳食纤维含量很高，可以刺激肠道蠕动、加速粪便排泄，是降低血脂的最佳食物。

绿色食物养肝

中医认为，绿色属木，对应人体的肝脏及胆。肝脏是人体最大的解毒器官，主要功能为藏血和解毒，具有调畅全身气血、促进脾胃调和的作用。实验表明，绿色食物中叶绿素的分子结构与人体中血红蛋白的分子结构十分相似，而血红蛋白是红细胞的主要成分，所以，叶绿素称得上是"绿色的血液"。

黑色食物养肾

中医认为，黑色食物具有强肾的作用。黑米是黑色食物中的佼佼者。古农医书记载：黑米具有"滋阴补肾、健身暖胃、明目活血"，"清肝润肠"等功效；可入药膳，对头昏目眩、贫血白发、腰膝酸软、夜盲耳鸣等症有效。黑芝麻也是我们常见的黑色食物，黑芝麻性平味甘，有补肝肾、润五脏的作用。

白色食物养肺

肺部毛病基本上属于消耗性疾病，尤其以间质性肺炎为首。一旦肺部有病，就需要多食高营养的食物，如牛奶、鸡蛋、鸡鸭鱼肉、海参、紫菜、豆制品、花生、芝麻、核桃、糯米等新鲜食物。中医说肺脏与白色都属金，肺与白色对应，宜吃白色食物，如山药、燕麦片等，可以起到养肺效果。

第 4 章

身体会说话
脾有问题早发现

唇舌是脾胃的"情报站"

　　"舌为心之苗窍，脾之外候，苔由胃气所生。"可见，舌质和舌苔与脏腑关联密切。平时照镜子的时候可以仔细观察自己的舌头，从舌头和舌质的形态、色泽等，就可以得知血液质量、体内水分情况、体力以及内脏状态。

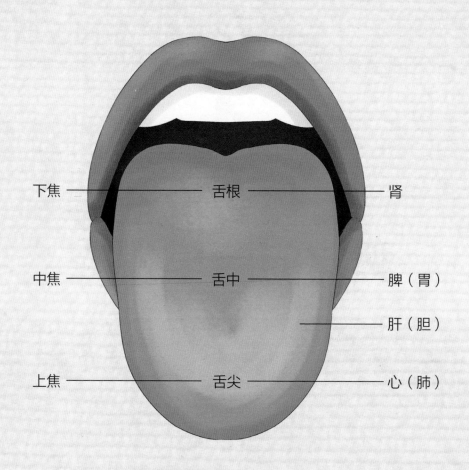

下焦 —————— 舌根 —————— 肾

中焦 —————— 舌中 —————— 脾（胃）

　　　　　　　　　　　　　　 肝（胆）

上焦 —————— 舌尖 —————— 心（肺）

　　舌头可分为三部分，即舌尖、舌中、舌根，分上、中、下三焦，舌尖对应上焦、舌中对应中焦、舌根对应下焦。因心肺居上，舌尖为心肺区；脾胃居中，舌中为脾胃区；肾居下，舌根为肾区；舌边为肝胆区。

舌质就是舌的本体，查看舌质要看没有舌苔覆盖的舌尖和舌头两边的颜色。正常人舌头的形态应该是柔软灵活、不胖不瘦；舌质呈淡红色、不深不浅；舌苔薄白而清净，当体内患病时，舌质和舌苔都会有异常变化。

齿痕舌

舌头伸出时，感觉舌头肿大、娇嫩，能看到舌头边缘有牙齿压出来的舌印。

出现这种情况，是脾胃不和、营养不良所致，很可能是因为缺少蛋白质而引起的舌头水肿。如果舌边出现齿痕而且舌头淡白湿润，则是因为寒湿内盛；如果舌头淡红且嫩，则是脾虚或者气虚。

舌头萎缩（萎缩性舌炎）

舌头看起来向后缩，转动、伸缩无力，甚至无法伸出口外。

舌头萎缩是由心脾两虚引起的。如果脾失健运，气血生化不足，久而久之就会造成心脾气血极虚，因为"舌为心之苗窍，又为脾之外候"，此时舌头上的筋脉缺少气血濡养，这会导致舌头萎缩。

舌体颜色发白

舌质颜色浅淡，白多红少，或者全白没有红色，大多提示脾虚寒湿、气血两虚。

舌苔发黄

舌苔黄是胃热炽盛、胃肠实热、胃热壅滞的体现。

舌苔白色

舌苔看起来比一般的白苔要白，而且光亮少津，提示脾阳虚衰、寒湿或风寒侵袭体表。

舌苔灰黑

舌苔灰黑、薄润，提示脾阳虚衰；舌苔灰黑、水滑，或者灰黑而腻，提示痰饮内阻；舌苔灰黑、厚腻而黏，提示湿热内蕴。

舌苔溃烂

舌苔溃烂，表现为舌苔质地疏松，浮在舌头表面，好像豆腐渣一样能揩去，提示胃热痰浊上逆；如果表现为舌苔浮于舌面，厚腐而臭，提示宿食积滞。

舌上无苔

舌头表面光滑，提示胃阴干涸、胃气将竭、气血两虚，如果光滑到像一面镜子，这是病情危险的警示。

面色萎黄，脾虚惹的祸

中医讲究望、闻、问、切，观面色是望诊中很重要的一部分，脸是腑脏健康状况的"反射镜"，通过"面色"可以观察出脾的健康与否。注重脾胃养生，健脾益胃，可以祛邪扶正气，让你红光满面、神采奕奕。

看脸色知脾是否健康

正常的面色分为"主色"和"客色"，主色是指先天遗传、后天生活环境影响，与别人不同的脸部肤色，比如从五行来说，木行人面色较青，火行人面色较红等。客色是指脸部肤色随着外界环境、生活条件、气候季节等变化而呈现的颜色。

中医讲究人与自然之间的和谐，所以外界环境的变化会影响人的面色。如白天阳气旺盛，人的面色就会容光外露；晚上阴气较盛，面色大多明润内敛。晴朗的日子，人体内气血较热，运行畅通，所以面色偏红偏黄；阴冷天气，人体内的气血较寒，会使气血运行不畅产生凝滞，面色一般会呈现青、黑两种颜色。

脾主肌肉，当脾的气血充足时，肌肉中的气血才会通畅，面部肌肉就会丰润而有弹性，面部表情生动有活力，这就是常说的"气色好"。如果面部肌肉僵硬呆板，甚至萎黄，则是脾气虚的表现。

看鼻子知脾是否健康

鼻子是脸上重要的五官之一，各腑脏组织在鼻子都有一定的对应部位，中医认为，鼻头是脾脏反射区；鼻翼是胃腑反射区。正常人的鼻子，从外观看端正且大小适中，没有红肿疮疖，颜色明润，鼻毛也疏密适中。

如果我们的脾胃发生疾病，其相对应的区域就会有所反应。有些人鼻子上爱长痘或者黑斑，其实都是在提示我们脾胃的不适。脾胃湿热或者胃火旺盛，鼻头就会长痘，所以祛痘的根本就是先调理脾胃的气血。

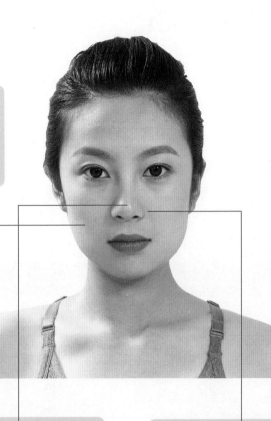

面部肌肉僵硬呆板，甚至面色萎黄，是脾气虚的表现。

鼻头发红、肿大或者出现酒糟鼻，是脾热、脾大的表现，会有头重、心烦的感觉。

鼻头发黄、发白，是脾虚的表现，会出现汗多、倦怠、不想吃东西等症状。

两侧鼻翼发红，说明有胃火，容易饥饿、口臭；鼻翼出现红血丝，提示有胃炎；如果鼻翼薄并且沟深，表明可能是萎缩性胃炎。

如果两侧鼻翼发青塌陷，是以前胃痛留下病根的表现，可能会引起萎缩性胃炎，得胃癌的概率较大。

手掌冰凉、大鱼际凹陷，都是脾的问题

手就像脏腑反映在外的地图，我们内在的健康状况会在手上反映出来。所以，平时多看看自己的手掌，仔细观察，就能发现健康的秘密，掌握脾胃情况的第一手信息，既省时又省钱。

一看"掌温"：手掌冰凉提示脾胃消化吸收能力差

人是恒温动物，正常的手温应该比脸部皮肤的温度稍高，手掌的温凉反映了脾胃的气血状况。有的人一年四季都是双手冰凉，这是脾胃消化吸收能力较差的表现，这样的人容易消化不良、便溏、贫血等，女性可能会月经不调、痛经。

脾的健康状况，也会在手上反映出来。

表现	原因	症状
手掌湿	心脾两虚	精神疲倦、身体乏力
手汗多	脾胃有炽热，心火盛	容易紧张、心理压力大
手心凉手指热	脾胃功能阴阳失调	夏天怕热、冬天怕冷、容易上火、虚不受补

二看"肌肉"：掌中艮宫凹陷提示脾胃虚弱

中医将手掌分为九个宫，其中艮宫代表脾胃。正常的艮宫是稍隆起的，在九宫中位置最高、面积最大，此处的肌肉丰满红润、弹性有力，有浅淡的横纵切纹。

如果艮宫处的肌肉松软、凹陷，是身体发出脾胃虚弱、营养不良的警示信号；如果艮宫肌肉隆起过高、颜色过红，提示脾胃火盛，有高血压、血脂异常的潜在风险。

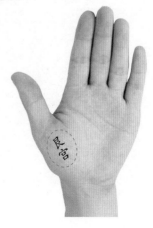

艮宫

三看"三大主线"：岛形纹、字纹提示脾胃病变和气血不和

生命线、智慧线、感情线是手掌中的三大主线。

生命线，起源于拇指和食指之间，呈抛物线一直延伸至手腕处，是反映人体生命状态的主线。正常的生命线应该是修长、深刻、清晰、连绵不断、粗中有细、红润有光泽的。

如果观察到生命线的起点偏向拇指根部，纹理浅细、发皱、弧度小，到艮宫松弛，多是脾肾功能不足，这种人稍一劳动就感到身体不堪负重。如果在生命线的上段和中段出现岛形纹，末端有羽状或者岛形纹，提示脾胃有病变，最好就医诊查。

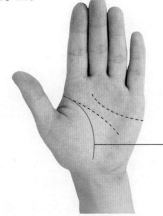

生命线：正常生命线线条深刻明显，清晰不间断，呈粉红色。

智慧线起点在拇指与食指间，呈自然抛物线略向下弯垂成一条弧线。在中医上，智慧线属心、脑，又因为脾与心相互影响，所以智慧线也反映了脾胃功能的强弱。

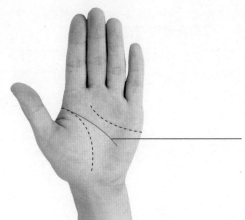

智慧线：正常的智慧线以微粗、明晰不断裂、微微下垂、颜色红润为标准。

　　正常的智慧线是红润有光泽的，如果呈现出淡白无光泽，则是提示人体气血亏虚，同时也是心脏虚弱的征兆，会有再生障碍性贫血的可能。

　　感情线起源于小拇指外侧，向上呈抛物线延伸至食指和中指交界的下方，纹路深长、清晰、红润、尾部细小。如果感情线延伸到了食指下的巽官，而且巽官处还有"井字纹"或者"十字纹"，拇指的第一指关节上有横纹，则是提示此时脾胃气血不和。

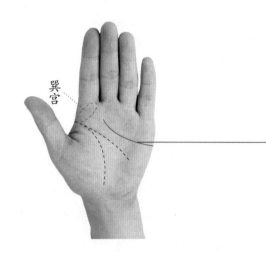

巽宫

感情线：正常的感情线是终点在中指和食指间的指缝下面，末端分支少，略呈向上的弯弧。

　　手掌的状况可以反映出脾胃的健康状况。经常给手掌进行按摩有助于调养脾胃的气血。最简单的一种方法就是，平时没事儿的时候掌心相对拍一拍，既简单又养生。

按摩手掌调养脾胃气血

　　用左手手指指腹，推拿右手手指，从拇指开始，沿着指跟推向指尖，依次推拿五指，反复推拿三四遍后换手。平常多做些这样的手部按摩，通过推拿经络和穴位调养脾胃气血，不仅利于身体健康，而且不用花钱。

口腔异味是脾有湿浊的信号

口臭是最让人恼火的困扰，它其实是脾胃有实浊的信号，跟你是否天天刷牙关系不大。当脾胃的消化功能异常时，食物在胃内积存时间过长，就会产生异常发酵的气味，所以想要根除口臭首先要健脾祛湿浊，让脾胃功能健康运转。

胃腑畅通无异味

许多人都困惑，自己每天早晚刷牙、饭后漱口，为什么口中还有异味呢？其实，口臭是肠胃疾病最敏感的信号。食物通过我们牙齿的咀嚼，由大块变成小块进入胃中，在胃酸、胃蛋白酶等多种作用下被分解成食糜，再由小肠、大肠功能作用，完成整个食物消化吸收的过程。在中医看来胃腑就好像一条通道，如果通道被堵住，食物残渣聚集在胃中，腐烂发酵产生臭气经由胃贲门上扬，就会造成口臭。

所以当发现自己长时间有口臭时，首先要检查自己是否患了胃肠疾病，如消化性溃疡、慢性胃炎、功能性消化不良等。要想彻底清除口臭，需要清热泻火、消食化滞，可以常吃些苦味食材，如苦瓜、苦苣、蒲公英。因为苦味食材大多性寒，可以起到降胃火的功效。除了注重饮食，还应该及时调理相关胃肠疾病，并通过运动、按摩强健脾胃。

养脾养健康

胃火积滞致口臭　多吃苦菜是良方

苦菜粳米粥（清胃泻火）
材料：粳米 100 克，苦菜 50 克。
做法：
1. 粳米洗净；苦菜择洗干净后放入开水中焯一下，切碎。
2. 加 1000 毫升清水和粳米一起煮沸，加入苦菜，用小火熬成粥即可。

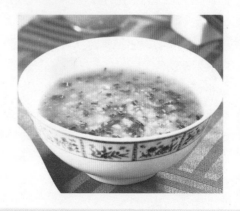

大便出问题是脾功能受了损伤

便秘可能是每一个人最隐秘的困扰，导致便秘的原因很多，脾虚是其中重要的一条，非常值得重视。

气虚、血虚都会引起便秘

肠道好像一条河流，粪便就像河流中的船只，河流通畅则船只运行正常；如果河流不通，则船只搁浅，最后的表现就是便秘，而船只运行的动力就是"气"。另外，肠道的通畅也需要充足的血液濡养，如果肠道失去了血的濡养，也会出现便秘，这种情况就是"血虚便秘"。

因为脾是气血生化之源，肠道通畅的动力"气"和濡养的"血"都来自健康的脾，一旦脾虚，气血生化不足，就会出现"气血虚"，肠胃就会因为动力不足、濡养不够引起便秘。气虚引起的便秘，多见于久病卧床的人和老年人。此时需要以补脾益气养血为原则进行调理。

有些人便秘的时候会吃泻药解决，觉得这个方法立竿见影，但泻药治标不治本，而且久用泻药会让肠道异常干燥，便秘症状加重，甚至会出现肠梗阻。所以对症下药很重要，对于脾虚引起的便秘可以多吃些养脾又益气补血的食物，比如番茄、红枣、菠菜、鲫鱼等，也可以选择当归、枸杞子做药膳，来健脾养血。

小偏方缓解便秘

脾的问题引起的便秘，归根结底与生活方式有很大关系，现代人生活压力大，久坐不动，工作过于劳累，精神过于紧张，常吃快餐，不经常吃水果和蔬菜……时间长了，便秘就会自动找上门来。如果我们合理运用一些小偏方，也是可以缓解便秘的。

俗话说："便秘用陈醋，胜过药无数。"醋性温，味酸，含有丰富的氨基酸，以及大量具有促进消化功能的酶类，能促进肠道蠕动，维持肠道内环境的菌群平衡。每天早晨，空腹饮用一勺醋，然后接着喝一杯温开水，就能缓解便秘。当排便逐渐正常后，醋量也可逐步减少，但一般不少于半匙。还可以用醋茶代替，即将茶水和醋按照 5 ∶ 2 的比例泡制，每天饮用 2～3 次。

第 5 章

脾伤百病生
脾好病不找

感冒：脾虚让人免疫力下降

　　脾虚的人往往有这样的体会：从小体质就不好，稍有"风吹草动"就爱感冒。从中医角度来看，脾的好坏和人体的免疫力有很大关系：如果脾胃虚弱，人的元气就不足，免疫力就差，容易感冒。

症状表现
发热轻，恶寒重，骨节酸，肌肉疼。

病因探查
脾胃不足，卫阳不固，元气虚弱。

脾胃调治
补脾益胃，升举阳气。

宜吃食物
薄荷、柠檬、生姜、洋葱。

调理感冒要穴

风门穴、大椎穴、太白穴是调理感冒的重要穴位。感冒时，可每天对这几处穴位分别按摩3~5分钟，按摩到有酸麻感为宜。

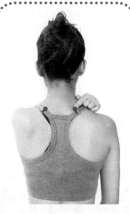

风门穴：左手绕至右侧颈后，用食指指腹按揉1~3分钟，再换右手反向按揉。

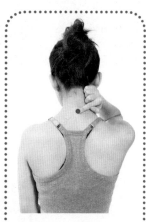

大椎穴：在颈后正中高凸的椎体下方凹陷处，用食指按揉至皮肤发红发热。

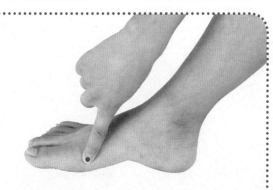

太白穴：位于足内侧缘，第一跖骨小头后下方凹陷处。用大拇指内侧按此穴位，有痛感最好，每天10分钟，分1~3次按揉。

食疗调养

薄荷粥
改善风热感冒

材料 鲜薄荷30克，大米80克，冰糖适量。

制作 薄荷水煎取汁，加大米熬粥，粥熟后加入冰糖即可。

用法 早晚两次趁温热时食用。

适用 能有效清热，辅助调理风热感冒。

特别叮咛 薄荷直接当茶泡着喝，也有改善风热感冒的功效。

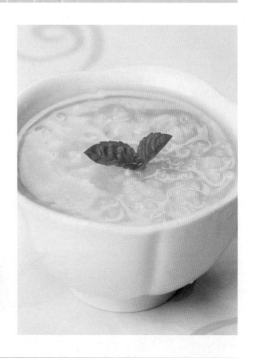

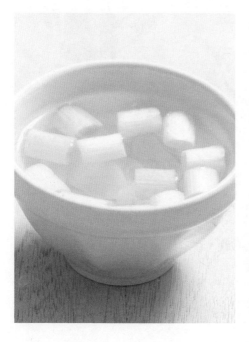

葱白大蒜饮
预防流感

材料 葱白250克，大蒜头120克。

制作 将葱白洗净沥干水，切成小段；大蒜头洗净沥干水后，剥去薄膜切片；将两者放入锅内，加入适量清水煎煮。

用法 每天饮用3次，每次100~150毫升，连服2~3天。

适用 流行性感冒初期。

特别叮咛 阴虚火旺及目、舌、喉、口齿有疾的人最好远离大蒜。

失眠：忧思伤脾使人入睡困难

中医认为，失眠是由于大脑皮层阳（兴奋）和阴（抑制）的功能失调。脾虚的人往往思虑过度，使得气血亏损、大脑供养不足，导致失眠、健忘、心悸。

症状表现
入睡困难，时常觉醒；夜间睡眠不足5小时，白天昏沉欲睡。

病因探查
思虑过度，耗伤气血，伤心脾。

脾胃调治
益气补血，健脾养心。

宜吃食物
红枣、牛奶、莲子、小米。

调理失眠要穴
按摩失眠穴、完骨穴、三阴交穴、足三里穴，使血液循环加快，神经机能得到调节，消除脑力疲劳，促进睡眠。

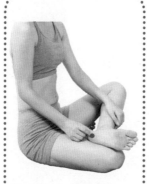

失眠穴：在脚跟中央处，以食指指腹用力按压10秒，然后握拳用力压周边30下。

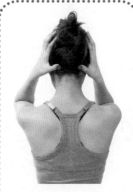

完骨穴：在双耳后凸起下方的凹陷中，双手抱头，以拇指按揉1~3分钟。

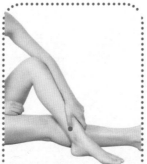

三阴交穴：在内脚踝上方4横指处，用拇指指腹用力向下按压1~3分钟。孕妇禁按。

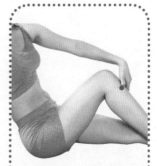

足三里穴：在外膝眼下方约4横指处，用拇指指腹按压3~5分钟，有酸胀感为宜。

食疗调养

桑葚汤
健脾益肾

材料 干桑葚 40 克或鲜桑葚 80 克。

制作 用 250 毫升水，煎服。

用法 1次或分几次口服，每日1剂，连服5剂为一疗程。顽固性失眠者，一般需连服2~3个疗程。

适用 神经衰弱导致的失眠和习惯性便秘等。

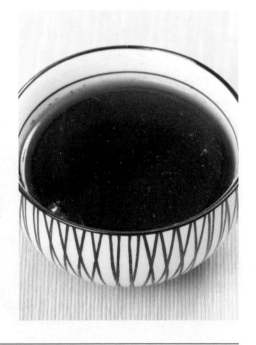

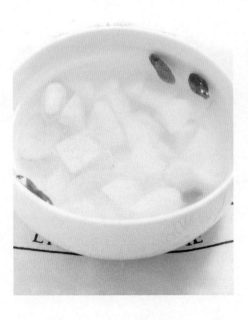

百合枸杞汤
养心安神

材料 百合200克，枸杞子25克，冰糖适量。

制作 将百合、枸杞子加水500毫升，大火烧开，加入冰糖，小火煮至冰糖溶化。

用法 每天分1~2次服用。一周为一个疗程。

适用 每晚睡前服用百合枸杞汤，有明显加速入睡的作用，还可提高睡眠质量。

身上没劲：脾胃虚损

　　脾主肌肉和四肢，脾有了问题，肌肉自然会出问题。人体的肌肉、四肢依靠气血津液等物质来提供营养，而这些营养物质的来源又依赖脾。肌肉无力、身上没劲主要是因为脾胃虚损。

症状表现
肌肉瘦削，四肢疲惫，活动无力。

病因探查
脾气衰弱，营养缺乏。

脾胃调治
健脾益气。

宜吃食物
花生、菠菜、黄豆。

调理身上没劲要穴
按摩曲垣穴、手三里穴、委中穴、脾俞穴，可以缓解肌肉酸疼、强肾养腑脏。

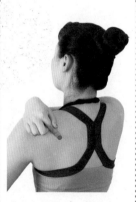

曲垣穴：在肩胛区，用双手手指的指腹按摩，做环状运动。

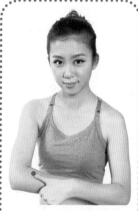

手三里穴：用拇指指腹按揉手三里穴1分钟，每日3次。

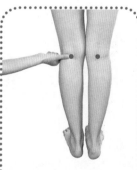

委中穴：用手指指腹用力按压，每次20~30下，每日2次。

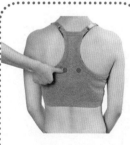

脾俞穴：位于背部，第11胸椎棘突下，旁开1.5寸。以拇指指腹按揉3分钟。

食 疗 调 养

猪蹄花生红枣汤
调和脾胃

材料 猪蹄2只，花生50克，红枣
10枚，葱段、姜段、盐各适量。

制作

1. 将猪蹄、花生、红枣洗净。
2. 将猪蹄、花生、红枣、姜段、葱段
同入锅中，加水共煮至熟烂，加入
盐调味即可。

适用 哺乳期女性、血虚者。

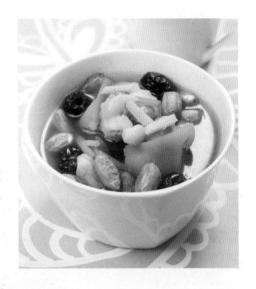

香卤黄豆
健脾补虚

材料 黄豆100克，葱段、红辣椒、
盐、白糖、鸡精、生抽、老抽、
香油、桂皮、香叶、八角、
花椒各适量。

制作

1. 黄豆用凉水浸泡一夜。
2. 锅内热油，放入洗净的桂皮、香叶、
八角和花椒炒香，倒入黄豆翻炒片
刻，加盐、白糖调味，再倒入老抽与
清水大火煮开，转小火焖煮30分钟。
3. 捞出黄豆盛入大碗内，红辣椒切碎，
加入盐、葱段、鸡精、生抽、香油
拌均匀即可。

适用 阴虚贫血者、口角炎和夜盲症
患者。

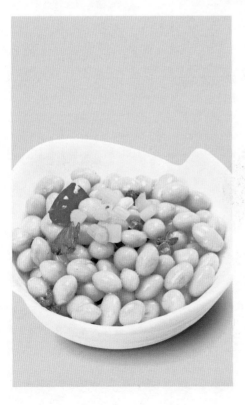

咳嗽、哮喘：脾为肺之母

很多人到了春秋两季，总是容易久咳不止，这是因为肺脾气虚，痰湿上阻于肺。《高注金匮要略》曾提到："虚则补其母，非温脾胃之中土以温肺金，无他法也。"也就是说，因为脾为母肺为子，所以肺出了问题，要从脾补起。

症状表现
久咳难愈，哮喘，神疲食少。

病因探查
脾肺气虚，脾胃虚弱。

脾胃调治
补益肺气，健脾养胃。

宜吃食物
雪梨、枇杷、百合、罗汉果。

调理咳嗽、哮喘要穴
按摩列缺穴、太渊穴、肺俞穴、脾俞穴，可以调节肺功能，调动肺经元气，使肺通气量、肺活量及耗氧量增加。

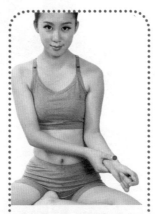

列缺穴：用拇指指尖掐按列缺穴 3～5 分钟，以有酸胀感为度，每天 5～10 次。

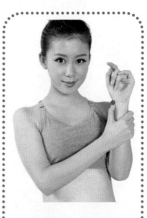

太渊穴：拇指指腹按揉太渊穴 3 分钟。

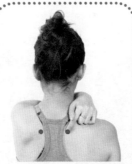

肺俞穴：用两手的拇指或食指指腹轻轻按揉肺俞穴，每次 2 分钟。

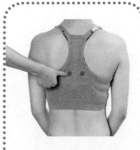

脾俞穴：位于背部，第 11 胸椎棘突下，旁开 1.5 寸。用拇指指腹按揉脾俞穴 1～3 分钟。

食疗调养

香菜姜汤
祛痰止咳效果好

材料　香菜、生姜各 10 克，盐适量。

制作　将香菜洗净切细碎，生姜洗净切成片；将生姜放入锅中，加入 1 碗清水，在火上煮沸 2 分钟，再加入香菜煮片刻即可，可加少许盐调味。

用法　每日早晚各喝 1 小碗。

适用　咳嗽、恶心者。

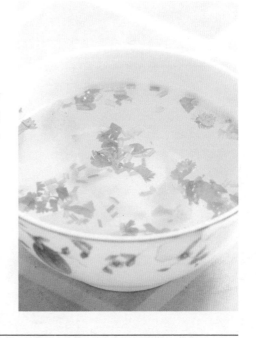

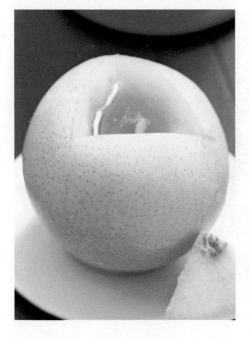

蒸蜂蜜白梨
缓解久咳咽干

材料　白梨 1 个，蜂蜜 50 克。

制作　将白梨洗净，不削皮，从上部切开一个三角形的口，切的时候要小心，不要破坏了它的整体结构，然后小心地将里面的核掏干净，将蜂蜜直接填入梨心，再放入蒸锅中加热蒸熟即可。

用法　每天早晚各吃 1 个，连吃数天。

适用　阴虚肺燥之久咳咽干，手足心热者。

下肢水肿：脾的水湿运化不利

由脾胃虚弱引起的下肢水肿比较多。脾胃是负责运化的，脾胃虚弱则水湿运化不利，多余的水分积聚在体内就会形成水肿。水肿严重时还经常出现四肢酸麻、头晕、心慌、频繁咳嗽等症状。

症状表现
主要是下肢水肿，严重时四肢均水肿。

病因探查
脾胃虚弱，气血不畅。

脾胃调治
补脾益胃，升举阳气。

宜吃食物
冬瓜、赤小豆、薏米、芡实。

调理下肢水肿要穴
按摩公孙穴、阴陵泉穴、脾俞穴，可以健脾化湿，和胃理中，兼调肝肾。

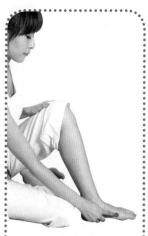

公孙穴：用拇指或食指指腹反复按压公孙穴，稍有疼痛感即可。

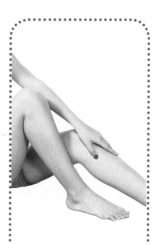

阴陵泉穴：用拇指指腹用力按揉阴陵泉穴3~5分钟，以有酸胀感为度。

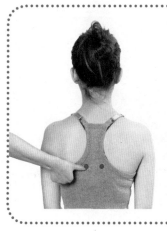

脾俞穴：用拇指指腹按压脾俞穴1~3分钟，以有酸胀感为度。

食疗调养

冬瓜皮汤
改善水肿症状

材料 鲜冬瓜皮 90 克。

制作 冬瓜皮洗净切块，放入锅内，加入清水适量，煎取汤汁饮用。

用法 每日 1 剂。

适用 水肿胀满，小便不利者。

特别叮咛 营养不良而致虚肿者慎用冬瓜皮。

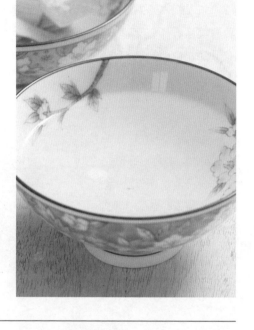

赤小豆鲤鱼汤
有效去除水肿

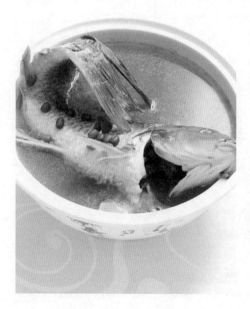

材料 鲤鱼 250 克，赤小豆 100 克。

制作 将鲤鱼去内脏及鳞，洗净，赤小豆洗净；将鲤鱼和赤小豆一起入锅煮熟即可。

用法 每天喝汤 1 次，食鱼、豆，连吃数日。

适用 水肿者。

特别叮咛 鲤鱼两侧各有一条如同细线的筋，剖洗时应抽出去掉，这样烹饪出来的鲤鱼就不那么腥了。另外，此汤不要加盐。

肝病：治肝病要先养脾

　　肝和脾关系密切，肝病最容易影响脾胃，脾胃一伤，肝病就会进一步加重。脾胃健康，正气充沛，人体就不容易受到疾病的侵袭。因此治肝病要先治脾，没有肝病，也要提前护脾胃，防止疾病发生。

症状表现
多伴有消化道症状，轻则厌食、厌油、腹胀，重则恶心、呕吐、腹泻等。

病因探查
肝脾两虚，气血不足。

脾胃调治
健脾养肝，补养气血。

宜吃食物
扁豆、鸽肉、木耳、黑芝麻。

调理肝病要穴
可以选用太冲穴、三阴交穴、肝俞穴进行调理。

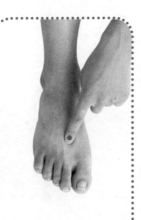

太冲穴：用双手拇指或食指指腹按压太冲穴1分钟。

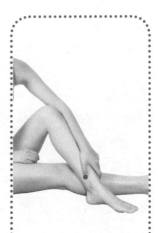

三阴交穴：用拇指掐按三阴交穴20次，两侧可同时进行。

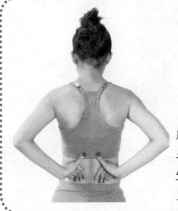

肝俞穴：用双手拇指指腹按压肝俞穴5秒钟后放松，重复5次。

食 疗 调 养

白扁豆佛手粥
疏肝理气，和中健脾

材料 白扁豆 80 克，佛手 20 克，粳米 80 克。

制作 将佛手洗净，水煎取汁，与白扁豆、粳米一起放入锅中，加适量水煮粥服食。

用法 早餐或晚餐服用。

适用 肝气横逆、郁结，脾胃虚寒型慢性胃炎者。

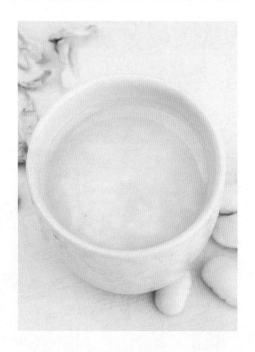

黑木耳红枣茶
健脾、补血

材料 黑木耳20克，红枣8~10枚。

制作 黑木耳洗净泡发好，与红枣一起煮茶服用。

用法 每日1次，连服10天。

适用 气虚型月经出血过多，肝血不足者。

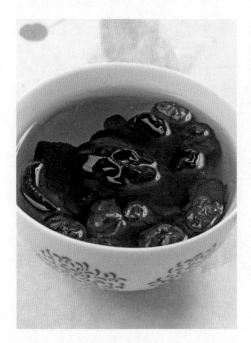

特别叮咛
女性朋友要注意趁热吃，以免引起痛经。

高血压：肝脾互扰

多数心脑血管疾病的主要病因是肝失条达，失于疏泄，气血逆乱，引起脏腑功能失调导致疾病。中医认为"治肝者当先实脾"，也就是要先让脾气充实。所以，高血压的调养应以清肝泻火、健脾益气为主。

症状表现
头痛、头晕，恶心、心悸、多汗、乏力。

病因探查
肝失条达，气血逆乱。

脾胃调治
健脾益胃，补养肝肾。

宜吃食物
西瓜、荞麦、香蕉、芹菜。

调理高血压要穴
按摩合谷穴、曲池穴、太冲穴、涌泉穴，可以疏肝理气，有效地改善高血压病患者的临床症状。

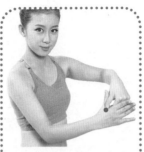

合谷穴：用食指、拇指夹住合谷穴捏揉，捏揉时缓缓呼气，吸气时手不要动。每侧按揉2~3分钟，左右各4~5次。

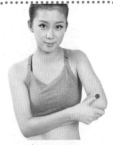

曲池穴：用右手拇指指尖点按左手曲池穴1分钟，然后用左手拇指指尖点按右手曲池穴1分钟。

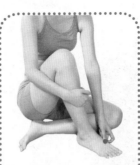

太冲穴：用双手拇指或食指指腹按压太冲穴1分钟，以有胀痛感为度。

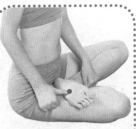

涌泉穴：用左手大拇指内侧按揉右侧足底涌泉穴2分钟，再换右手按揉左侧足底涌泉穴2分钟，以有热感为度。

食疗调养

香蕉皮饮

化瘀，通血脉

材料　香蕉皮 100 克。

制作　香蕉皮洗净切碎，用水煎服。

用法　每日 1 剂。

适用　高血压合并冠心病、便秘者。

特别叮咛　高血压患者宜多吃降压降脂的食物，如芹菜、香蕉等，少吃高盐饮食。

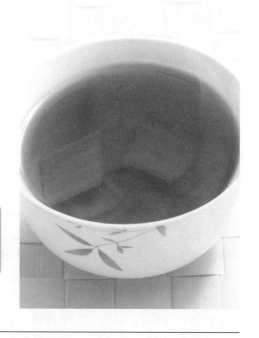

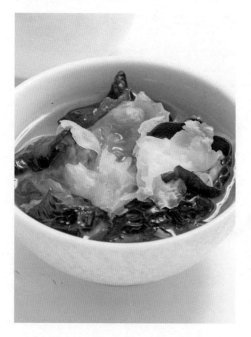

双耳汤

清肝泻火

材料　银耳、黑木耳各 10 克，冰糖 30 克。

制作　将黑木耳、银耳用温水泡发，去杂质洗净，放入碗内，再放入冰糖，加水适量。置于蒸锅内，约蒸 1 小时即可。

用法　可经常食用。

适用　高血压病、动脉粥样硬化及肺阴虚引起的咳嗽喘息。

特别叮咛　冰糖不宜多放，以免增加热量。

血脂异常：脾胃失调惹的祸

　　血脂异常是导致心脑血管疾病的元凶，非常危险，有人称之为"无声的杀手"，这是因为它发病时不易被察觉，人们稍不注意就会惹"脂"上身。从中医"补土派"的观点看，脾胃失调是血脂异常的主要原因。

症状表现

头昏脑涨，看东西模糊，腿肚经常抽筋，并常感到刺痛。

病因探查

痰湿，湿浊及痰瘀。

脾胃调治

益气健脾，滋肝补肾。

宜吃食物

海带、绿豆、山楂、荷叶、菊花。

调理血脂异常要穴

按摩中脘穴、内关穴、丰隆穴、脾俞穴，健脾化痰、调养脾胃。

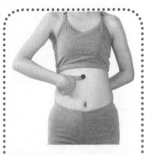

中脘穴：用拇指指腹着力点按中脘穴，用力均匀，有一定力度，若指下有胃蠕动感或听到肠鸣更佳。

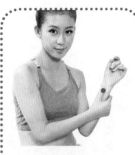

内关穴：用拇指稍用力向下点压对侧手臂的内关穴后，保持压力不变，继而旋转揉动，以产生酸胀感为度。

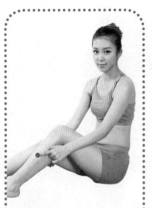

丰隆穴：用手指的指端用力按压穴位。

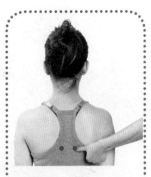

脾俞穴：用拇指指腹按压脾俞穴1~3分钟，以有酸胀感为度。

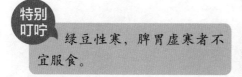

食 疗 调 养

海带绿豆汤
血管的清道夫

材料　绿豆 100 克，海带 100 克。

制作　将绿豆洗净，海带切丝，然后加水煮熟即可服食。

用法　每日 1 剂。

适用　血脂异常、高血压患者。

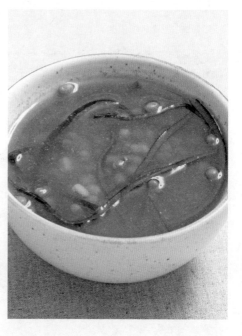

特别叮咛
　　绿豆性寒，脾胃虚寒者不宜服食。

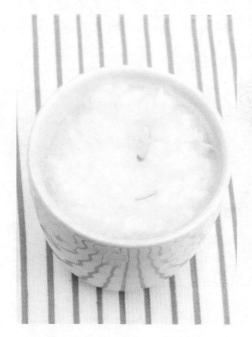

燕麦麸皮粥
对抗胆固醇的好手

材料　燕麦麸皮适量。

制作　可做粥食，亦可同其他面食混合食用。

用法　保持每天食用 30~50 克燕麦麸皮即可。

适用　肥胖的血脂异常患者。

特别叮咛
　　燕麦一次不宜食用过多，否则易引起胀气。肠道虚弱者不宜食用燕麦。

糖尿病：脾虚失健

　　糖尿病属中医学"消渴"范畴，历代医家大多认为该病机理以阴虚为本，燥热为标，以养阴生津、清热润燥为原则。《黄帝内经·灵枢》云："脾脆则善病，消瘅易伤。"张锡纯在《医学衷中参西录》中明确指出："消渴起于中焦"。辨证施用健脾之法，常能收到药到症减病除之功。

症状表现
多饮、多食、多尿及消瘦之"三多一少"的典型症状。

病因探查
肝肾阴虚，脾肾气虚。

脾胃调治
益气健脾，养阴健脾。

宜吃食物
山药、红薯、苦瓜。

调理糖尿病要穴
按摩曲池穴、然谷穴、脾俞穴、地机穴，可以改善胰腺的功能，促进胰岛素分泌，降低血糖。

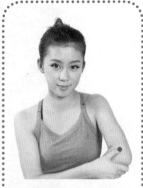

曲池穴：拇指弯曲，用指尖掐按曲池穴1~3分钟，以有酸胀感为度。

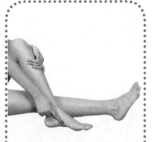

然谷穴：用食指用力按压在脚内侧缘的然谷穴，有酸胀感时再松开，再按下去，再松开，如此反复10~20次。

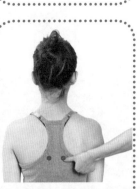

脾俞穴：用拇指指腹按压脾俞穴1~3分钟，以有酸胀感为度。

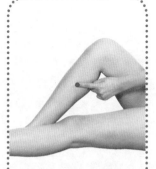

地机穴：用食指垂直向下点压地机穴1分钟，力度稍轻。

食疗调养

奶香山药松饼
控血糖

材料 山药100克，牛奶、面粉各50克，鸡蛋1个（50克）。

制作 山药洗净，去皮，切段；鸡蛋打散。将山药段放在蒸锅中蒸熟后取出，放入少许牛奶，压成山药泥。在山药泥中加入面粉、牛奶、鸡蛋液搅拌成面糊。平底锅小火加热，将面糊用小勺舀至锅内，摊成小圆饼，煎至两面金黄即可。

用法 早餐或午餐食用。

适用 糖尿病患者、身体虚弱者。

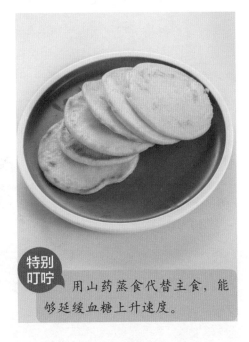

特别叮咛 用山药蒸食代替主食，能够延缓血糖上升速度。

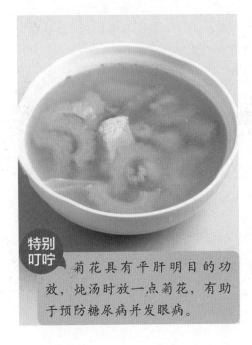

特别叮咛 菊花具有平肝明目的功效，炖汤时放一点菊花，有助于预防糖尿病并发眼病。

苦瓜菊花瘦肉汤
益气养阴，止消渴

材料 猪瘦肉200克，苦瓜150克，菊花5克，葱段、姜片、盐各适量。

制作 猪瘦肉洗净，焯水，切块；苦瓜洗净，去籽，切片；菊花洗净。锅中倒入适量清水，烧沸后放入猪瘦肉块、葱段、姜片，慢炖1小时，再加入苦瓜片、菊花稍煮，加盐调味即可。

用法 佐餐食用。

适用 糖尿病引起的口渴、乏力、消瘦者。

慢性胃炎：肝气郁结脾失健运

　　慢性胃炎是指不同病因引起的各种慢性胃黏膜炎性病变，临床上较为常见，其发病率在各种胃病中居首位。中医认为，慢性胃炎多因长期情志不遂，饮食不节，劳逸失常，导致肝气郁结，脾失健运，胃脘失和。

症状表现
上腹部胀闷疼痛、嗳气、反酸、食欲减退、腹泻。

病因探查
肝气郁结，脾失健运。

脾胃调治
健脾养胃，疏肝行气。

宜吃食物
牛奶、山药、韭菜、荸荠。

调理慢性胃炎要穴
经常按摩中脘穴、足三里穴、公孙穴，可以有效调治胃部不适。

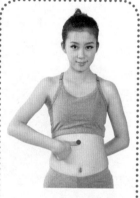

中脘穴：用拇指指腹着力点按中脘穴，用力均匀，有一定力度，若指下有胃蠕动感或听到肠鸣更佳。

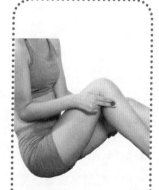

足三里穴：两手手指指腹端垂直用力按压，或将手掌打开，握住腿部，用拇指按压。

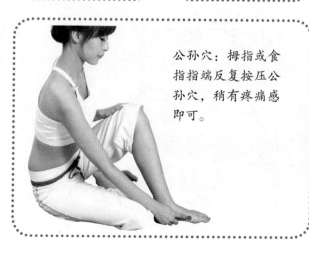

公孙穴：拇指或食指指端反复按压公孙穴，稍有疼痛感即可。

食疗调养

生姜猪肚汤
告别慢性胃炎

材料　生姜 250 克，猪肚 1 只，盐适量。

制作　猪肚洗净，生姜切碎，塞入猪肚中，两端扎紧，放入砂锅内，加适量水和盐，大火煮沸后，转小火煮至猪肚熟烂，捞出猪肚，取出生姜后切片，吃肉喝汤。

用法　每只猪肚可吃 3~4 天。

适用　慢性胃炎患者。

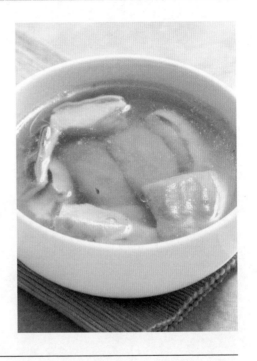

姜韭牛奶羹
治慢性胃炎绝招

材料　韭菜 250 克，生姜 25 克，牛奶 250 毫升。

制作　将韭菜、生姜分别洗净，然后切碎，放入容器内捣烂，用干净的纱布绞取汁液，倒入小锅内，再加入牛奶，加热煮沸即可。

用法　每天早晚各 1 次，趁热服用。

适用　慢性胃炎、胃脘痛患者。

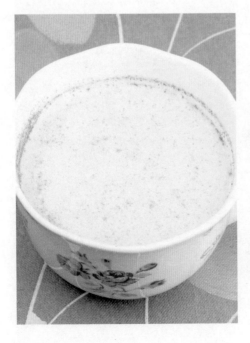

特别叮咛　生姜性温，有口干舌燥、手足心热的阴虚内热之人忌用生姜。

十二指肠溃疡：胃肠功能失调导致

十二指肠溃疡是由于多种因素引起的十二指肠黏膜层和肌层的缺损。这种消化性溃疡疾病本身不会造成严重后果，但如果不及时治疗很容易造成并发症，如出血、溃疡穿孔等，有可能导致死亡。

症状表现
嗳气、反酸、上腹胀、胸骨后烧灼感、恶心、呕吐。

病因探查
遗传或饮食不当。

脾胃调治
健脾养胃，温中和胃。

宜吃食物
山药、莲子、红枣、栗子、猪瘦肉、牛肉。

调理十二指肠溃疡要穴
按摩足三里穴、中脘穴、胃肠点，能够调理胃肠功能，改善胃酸的分泌。

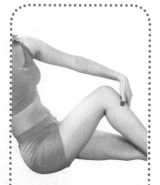

足三里穴：两手手指指腹端垂直用力按压，或将手掌打开，握住腿部，用拇指按压。

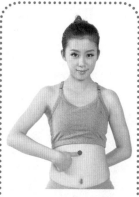

中脘穴：用拇指指腹着力点按中脘穴，用力均匀，有一定力度，若指下有胃蠕动感或听到肠鸣更佳。

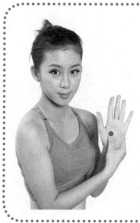

胃肠点：用拇指指腹点按胃肠点约2分钟，以有疼痛感为度。

食疗调养

土豆蜂蜜汁
减少胃酸分泌

材料　土豆 100 克，蜂蜜适量。

制作　将土豆洗净，削皮，切块，放进榨汁机内，再倒入一些温开水，将土豆打成土豆汁；土豆汁放入锅内先用大火煮沸，再转文火煎煮，待汁液浓缩至黏稠时关火，加入蜂蜜一同搅拌，冷却后可放入冰箱冷藏。

用法　空腹服用，每日 2 次，每次 1 汤匙，10 天为 1 个疗程。

适用　阴虚胃痛、胃和十二指肠溃疡等症。

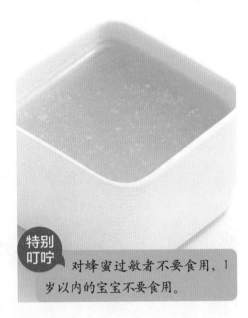

特别叮咛　对蜂蜜过敏者不要食用，1 岁以内的宝宝不要食用。

生姜陈皮水
温中散寒

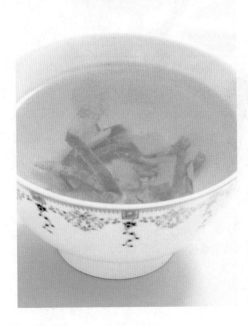

材料　生姜、陈皮各 10 克。

制作　生姜和陈皮放入锅内，放适量水烧开，煎制 10 分钟即可。

用法　一次一杯，一天 2~3 次。

适用　阳虚胃痛、胃和十二指肠溃疡等症。

特别叮咛　用此方调理时忌食辣椒、葱、蒜、酒等刺激性食物。

胃下垂：脾气虚而下陷

　　胃下垂是指胃的正常位置下移，好发于老年人、瘦长体型者、产妇、长期卧床和体质衰弱的人，常与其他脏器（肝、肾、结肠等）下垂并存。中医认为胃下垂是由脾气虚、脾气下陷，不能起到升清、托举脏器的作用所致。

症状表现

轻者多无症状，重者可有上腹不适、饱胀感、恶心、呕吐、打嗝等。

病因探查

脾气虚，脾气下陷，中气不足。

脾胃调治

健脾益气，补中益气。

宜吃食物

南瓜、苹果、卷心菜、红薯等。

调理胃下垂要穴

每天按压足三里穴，就能改善胃的功能，消除胃下垂或胃弛缓所引起的不适，如果加按中脘穴、脾俞穴、胃俞穴，效果会更好。

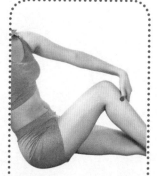

足三里穴：在小腿前外侧，用拇指抵住两侧的足三里穴，用力掐按 3 分钟。

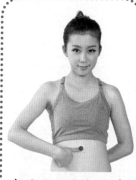

中脘穴：除点按外，也可以用拔罐的方法，让患者仰卧，选择大小合适的罐具吸拔中脘，留罐 10~15 分钟。

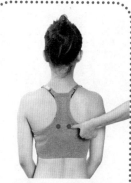

脾俞穴：用拇指指腹按压脾俞穴 1~3 分钟，以有酸胀感为度。

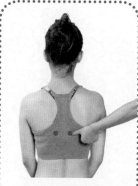

胃俞穴：用拇指指腹用力按压或揉压穴位 1~3 分钟。

食疗调养

麦芽山楂鸡蛋羹
改善脾虚，促进消化

材料 山楂 40 克，鸡蛋 3 个，麦芽、
淮山药各 30 克，藕粉、盐各
适量。

制作 鸡蛋打散，调匀；藕粉用沸水
调成糊。麦芽、山楂、淮山药
加适量清水，大火煮沸后小火
煮 1 小时左右，去渣留汁，放
入鸡蛋、藕粉糊搅匀、煮沸，
加适量盐调味即可。

用法 佐餐食用。

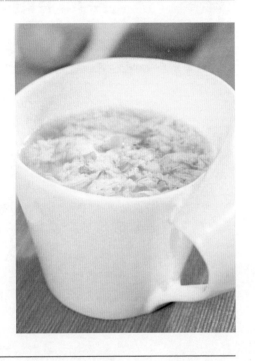

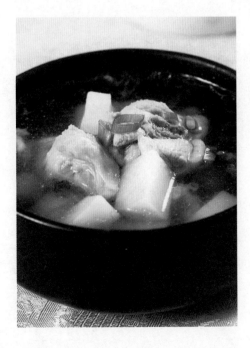

土豆排骨汤
升清益脾

材料 猪排骨 500 克、土豆 80 克，
葱花、姜片、料酒、盐、鸡精
各适量。

制作 猪排骨剁成小块，在开水锅中
烫 5 分钟，捞出后用清水洗
净。将排骨、姜片、料酒和适
量清水放入锅中，置大火上煮
沸，然后改用小火炖至半熟，
放入切好的土豆块炖至熟烂，
再加盐、鸡精、葱花即可。

用法 佐餐食用。

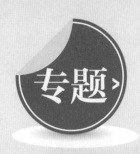

脾胃不适，用对中成药

主要症状	具体表现	适用中成药
节后积食	节日之后的脾胃不适多为食滞胃肠证，发病前常有暴饮暴食或饮食不洁史，出现饮食停滞、打嗝出酸腐之气等消化不良的症状	可服用（加味）保和丸、枳实导滞丸。其中保和丸侧重于消食化热；加味保和丸侧重于平时脾虚湿阻合并食滞；枳实导滞丸则侧重于食滞兼有湿热中阻
腹胀难受	由脾胃虚弱、消化不良引起的食欲缺乏、腹部胀痛、大便不调	可服用香砂和胃丸，但伴有口臭、恶心、大便秘结、舌红苔黄等明显实热证患者及有口干、舌红、少津、大便干等阴虚患者不适用该药
吃完饭胃胀	老觉得肚子有点胀，或经常隐隐作痛；吃完饭症状加重，总是没胃口，打不起精神；舌头边缘有齿痕	可服用香砂六君丸或补中益气丸
一受凉就胃痛	劳累或受凉后会胃胀胃痛，还经常吐酸水，喝热水或捂着肚子会觉得舒服些	可服用具有温中和胃功效的香砂养胃丸、温胃舒胶囊
总饿却不想吃	胃里觉得烧，饿得比别人快，吃得却不多，口干舌红，大便干燥	可服用养胃舒胶囊
有口臭常恶心	如果总觉得肚子胀，舌苔黄而厚腻，口苦口臭，还时常恶心想吐，这都是湿热在"作祟"，属于脾胃湿热型	可服用胃热清胶囊

特别叮咛： 本书涉及的中成药及中药汤剂，请在专业医生指导下选用，不可盲目用药。

第6章

老中医推荐 23 种养脾的明星食材

滋补脾胃，吃什么有效

吃好主食胜过补药

《黄帝内经》中提出"五谷为养，五畜为益，五菜为充，五果为助"的饮食调养原则，把谷类放首位，说明主食是养生之本，滋养脾胃吃好主食胜吃补药。

（粳米）
补脾养五脏的五谷之长

（玉米）
健脾利湿的"珍珠米"

（小米）
健脾和胃的"粮药"

（小麦）
养心健脾的营养宝藏

（薏米）
除湿益脾的佳品

吃对果蔬"素养脾"

果蔬作为素食可以为身体提供优质蛋白、脂肪、维生素和微量元素等，选择正确的果蔬对脾胃大有裨益。

（红枣）
补气健脾的"维生素果"

（山药）
健脾固肾的山珍妙药

（姜）
健脾胃、散风寒 冬病夏治

（桂圆）
补心益脾的果中神品

（莲藕）
健脾益气的"滋补灵根"

（番茄）
健脾化滞的长寿果蔬

 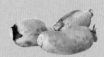

（苹果）
健脾和胃的"养生果"

（土豆）
益气健脾，调中和胃

（南瓜）
健脾养胃又补血

吃肉得当才能养脾

养脾讲究"素养脾"但并不等于一点荤都不吃，选择合适的养脾肉类，不仅可以滋养腑脏，而且有利于润泽皮肤。

（牛肉）
养脾益气的
"肉中骄子"

（羊肉）
冬季健脾补虚
不可缺

（鸡肉）
健脾胃益五脏的
"羽族之首"

（鲫鱼）
诸鱼属火，唯鲫
鱼属土补脾

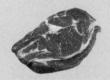 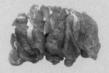 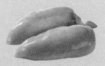 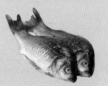

豆类家族是补脾的座上宾

中医认为，虽然不同的豆类，食疗作用不尽相同，但是豆类性平，都有化湿补脾的功效。

（黄豆）
健脾补虚的豆族之王

（白扁豆）
健脾祛湿的天然主食

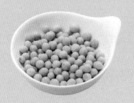 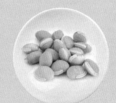

（豌豆）
健脾养肝的豆族圣品

（绿豆）
解毒养脾的"济世之良谷"

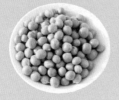 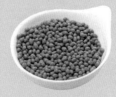

粳米：补脾养五脏的五谷之长

性味　性平，味甘。

归经　归脾、胃经。

功效　健脾和胃，补中益气，长肌肉。

挑选　米亮透明、硬度强者为佳。

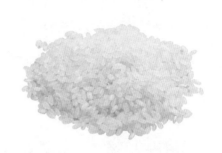

粳米中丰富的营养成分 （每100克）	
营养成分	含量
碳水化合物	77.4 克
脂肪	0.6 克
蛋白质	7.7 克
维生素 E	1 毫克
烟酸	1.3 毫克
钾	97 毫克
磷	121 毫克
镁	34 毫克
钙	11 毫克
铁	1.1 毫克

数据来源：《中国食物成分表标准版（第6版）》

补脾胃、养五脏、长肌肉的五谷之首

粳米，就是我们所说的大米，也叫稻谷，是五谷之首。粳米在中医中有很高的功效评价，可以补中益气、健脾养胃、聪耳明目、长肌肉、补五脏、壮筋骨、通血脉、止渴、止泄等。《食鉴本草》中就有记载说：大米有"补脾胃、养五脏、壮气力"的良好功效。

另外，稻谷通过中空的茎秆来输送养分到顶端，说明它有很强的疏通能力，由此取类比象，中医认为人们食用粳米后，有助于疏通血脉，尤其是谷糠、谷壳。所以要多吃五谷杂粮少吃精米，可以预防心血管疾病。

粳米中富含多种营养成分

研究表明，粳米中富含多种营养成分，常吃粳米可以提高人体免疫力。粳米中的优质蛋白可降血压、降胆固醇、保持血管柔软，可以预防心脏病发作和脑卒中。粳米中的膳食纤维有助于促进肠胃蠕动，有排毒功效。

粳米的吃法有很多，熬成粥滋补功效更明显。

红枣绿豆大米粥
清热解暑、补脾健胃

材料　大米 150 克，绿豆 50 克，红枣 5 枚。

做法

1. 大米淘洗干净，浸泡 30 分钟；绿豆洗净，浸泡 3 小时；红枣洗净，去核。
2. 锅中加适量清水，先放绿豆煮软，再加入大米煮成粥，最后放入红枣煮至黏稠。

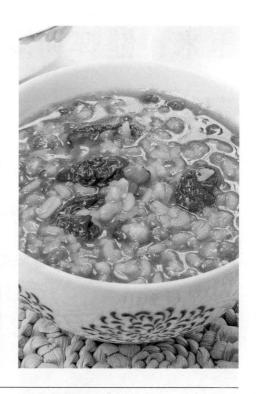

　　红枣味甘性温，有补中益气、养血安神的功能；绿豆能清暑益气、止渴利尿。两者搭配不仅能清热解暑，还能补脾健胃。

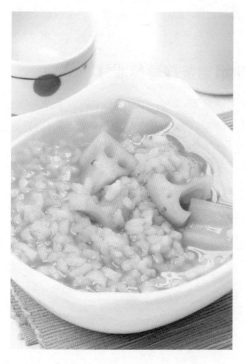

莲藕大米粥
补中养胃

材料　莲藕 200 克，大米 100 克，白糖适量。

做法

1. 莲藕切块；大米淘洗干净，一起放入锅内。
2. 锅内加适量清水，用大火烧开，转小火煮至熟烂，加入白糖调匀即可。

　　莲藕有消食止泻、开胃清热、滋补养性的功效，大米具有补中养胃、聪耳明目的作用。

玉米：健脾利湿的"珍珠米"

性味 性平，味甘。

归经 归脾、胃经。

功效 补中益气，温中开胃。

挑选 颗粒饱满、无蛀虫、无霉、色泽金黄者为佳。

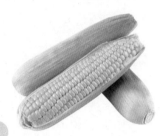

玉米中丰富的营养成分 （每100克）	
营养成分	含量
碳水化合物	22.8 克
脂肪	1.2 克
蛋白质	4 克
维生素 C	16 毫克
烟酸	1.8 毫克
钾	238 毫克
镁	32 毫克
磷	117 毫克
铁	1.1 毫克
锌	0.9 毫克

数据来源：《中国食物成分表标准版（第 6 版）》

健脾利湿的健胃剂

玉米又被叫作苞谷、苞米、棒子，味美甘甜，是粗粮中的保健佳品，有"珍珠米"的美称。《本草纲目》记载：玉米"调中开胃"，中医认为玉米具有健脾利湿、宁心活血、平肝利胆等功效。同时，可以防治小便不利、水肿、黄疸、胆囊炎、高血压、糖尿病等。玉米又被称为"健胃剂"，胃口不好的人可以常喝玉米面粥。

玉米中富含多种营养成分

玉米中含有丰富的蛋白质、胡萝卜素、维生素 A、维生素 C、维生素 B_1、维生素 E 以及磷、钙、铁、镁等人体所需的微量元素。其中维生素 A 有助于增强视力；大量的维生素 E 富含在玉米胚芽中，可以增强体力、抗衰老、预防皮肤病，所以，食用玉米粒时应把胚尖全部吃掉。

玉米粥
养脾胃，降胆固醇

材料　大米 100 克，嫩玉米粒 50 克。
做法
1. 大米、玉米粒洗净后，一同浸泡 30 分钟。
2. 加适量清水，与大米、玉米粒一起放入锅中，用大火煮沸，转小火熬煮至米软烂即可。

> 　　玉米中含有蛋白质、脂肪、碳水化合物，还含有胡萝卜素，故可降低人体内胆固醇，预防高血压。此粥适合脾胃虚弱、反胃、腹泻者食用。

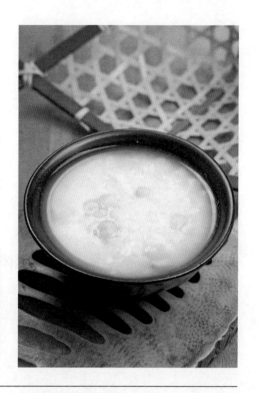

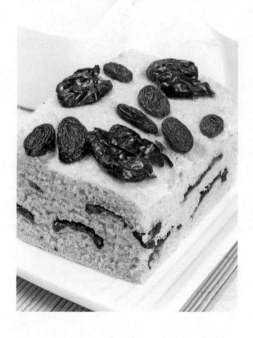

玉米面发糕
预防高血压

材料　面粉 250 克，玉米面 100 克，红枣片 30 克，葡萄干 15 克，干酵母 4 克。
做法
1. 干酵母化开，加面粉和玉米面揉成团，醒发，搓条，分割成剂子，分别搓圆按扁，擀成圆饼。
2. 面饼放蒸屉上，撒红枣片，将第二张擀好的面饼覆盖在第一层上，再撒一层红枣片，将最后一张面饼放在最上层，分别摆红枣片和葡萄干。
3. 蒸屉放蒸锅中，醒发 1 小时，再用大火烧开，转中火蒸 25 分钟即可。

小米：健脾和胃的"良药"

性味 性咸，味甘。

归经 归脾、胃、肾经。

功效 健胃除湿、清热解渴、助眠。

挑选 不含杂粒、碎米少，米粒有光泽者为佳。

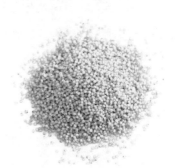

小米中丰富的营养成分 （每100克）	
营养成分	含量
碳水化合物	75.1 克
脂肪	3.1 克
蛋白质	9 克
维生素 A	8 微克
维生素 E	3.63 毫克
胡萝卜素	100 微克
镁	107 毫克
钙	41 毫克
铁	5.1 毫克
钾	284 毫克

数据来源：《中国食物成分表
标准版（第 6 版）》

脾虚体弱人群的进补佳品

小米，又称粟米，是我国古代的"五谷"之首，因其粒小，直径 1 毫米左右而得名。小米具有健脾和胃、补益虚损、和中益肾、解毒的功效，对于脾胃虚热、反胃呕吐、泄泻等有很好的调理效果。小米对脾虚体弱的人而言，可谓是进补的上品，可补中益气、延年益寿。

中医有"糜粥自养"的良方，指的就是小米粥。从古至今，生完孩子的女性都要喝小米粥进补，其被称为是产妇的"代参汤"。粥油是熬制小米粥时产生的"一层皮"，是小米最精华的部分，主要功效是益气补脾。小孩子喝粥油可以调理脾胃虚弱导致的腹泻。

小米这样吃，对脾胃好

用小米煮粥时，应该等水沸腾后再加入小米，这样煮出来的小米粥比较黏稠，有利于营养吸收。

二米红糖粥
补虚、补血

材料　小米、大米各 50 克，红糖 15 克。
做法
1. 小米、大米淘洗干净。
2. 锅置火上，倒入大米、小米和适量清水，用大火烧沸，转小火熬煮至米粒熟烂，加红糖搅匀。

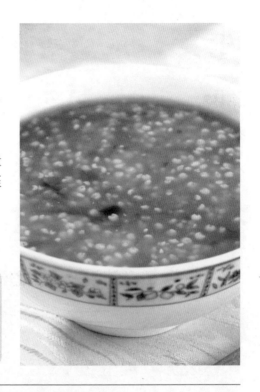

　　小米有健脾胃、补虚损的功效，红糖中铁含量较高，有排出瘀血、补充失血的作用。两者同食可补虚、补血，特别适合产妇食用。

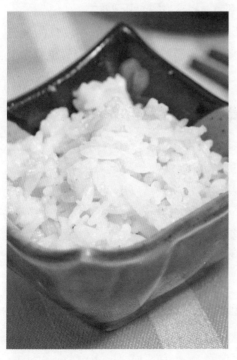

金银饭
健脾胃

材料　大米 75 克，小米 25 克。
做法
1. 大米、小米分别淘洗干净。
2. 大米和小米一同倒入电饭煲中，加入适量清水，盖严锅盖，选择"蒸饭"键，蒸至电饭煲提示米饭蒸好即可。

　　小米蛋白质所含赖氨酸过低而亮氨酸又过高，所以不能完全以小米为主食。

小麦：养心健脾的营养宝藏

性味 性平，味甘。

归经 归心、脾、肾经。

功效 养心益肾、和血健脾。

挑选 色泽为乳白色或淡黄色，无霉味，用手捻搓时手感绵软者为佳。

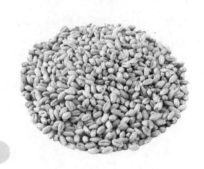

小麦中丰富的营养成分 （每100克）	
营养成分	**含量**
碳水化合物	75.2 克
脂肪	1.3 克
蛋白质	11.9 克
膳食纤维	10.8 克
维生素 E	1.82 毫克
烟酸	4 毫克
钙	34 毫克
铁	5.1 毫克
锌	2.33 毫克
钾	289 毫克

数据来源：《中国食物成分表标准版（第6版）》

脾虚体弱人群的进补佳品

小麦是我国北方的主食之一，不仅是很好的食材，而且是非常好的药材，《本草拾遗》中记载，"小麦面，补虚，实人肤体，厚肠胃，强气力"，有养心除烦、健脾益肾、除热止渴的功效，对脾虚泄泻有很好的调理效果。

对于虚寒性胃溃疡的患者，小麦食品是最好的选择，比如面条、烤馒头片等，性温且易于消化。

淮小麦和浮小麦各有不同补益

小麦分为浮小麦和淮小麦两种。浮小麦是指干瘪的，放在水中能漂浮起来的小麦，性温，具有补虚敛汗的功效。浮小麦的药用功效最早记录在《太平圣惠方》中，对盗汗、虚寒证有调理效果，另外还有补心气的功效。

淮小麦是指产于江淮地区的小麦，主治心神不宁、失眠多梦、精神恍惚、心悸怔忡等。

豆奶饼
养心健脾

材料　面粉 500 克，鸡蛋 2 个，豆奶粉
　　　　100 克，酵母适量，白糖适量。

做法

1. 用温水加酵母将面粉、豆奶粉、鸡
　蛋、白糖，搅成面糊。
2. 把平锅加适量油烧热，舀入面糊摊成
　圆饼状，加盖用小火煎焖，煎至两面
　金黄色、面饼鼓起，起锅即可。

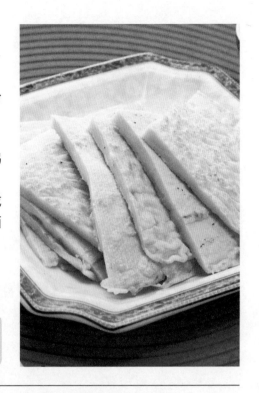

不宜用小苏打发面，会严重破坏
面粉中的 B 族维生素。宜用酵母发面。

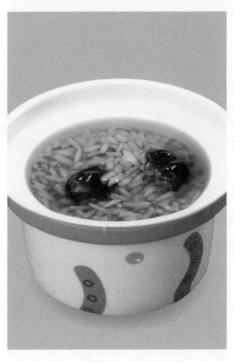

甘麦红枣汤
滋阴养脏

材料　甘草 12 克，淮小麦（带皮）
　　　　18 克，红枣 4 枚。

做法

1. 淮小麦洗净，红枣去核。
2. 将甘草、淮小麦、红枣加适量水煮
　沸后即可饮用。

此汤有养心安神、滋阴养脏的
功效。适用于围绝经期综合征、失
眠多梦等。

薏米：除湿益脾的佳品

性味 性微寒，味甘淡。

归经 归脾、胃、肺经。

功效 益脾肺、利湿热。

挑选 饱满、色白、杂质及碎屑少、完整、带有清新气味者为佳。

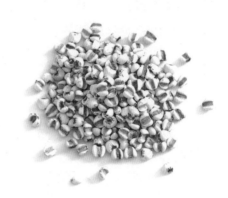

薏米中丰富的营养成分 （每100克）	
营养成分	**含量**
碳水化合物	71.1 克
脂肪	3.3 克
蛋白质	12.8 克
膳食纤维	2 克
维生素 E	2.08 毫克
烟酸	2 毫克
钙	42 毫克
铁	3.6 毫克
锌	1.68 毫克
钠	3.6 毫克

数据来源：《中国食物成分表标准版（第 6 版)》

健脾补肺的良药

薏米又名薏苡仁、苡仁，有健脾化湿的功效。《名医别录》中记载："苡仁除筋骨中的邪气不仁，利肠胃，消水肿，令人能食。"《本草经疏》中说，"湿邪去则脾胃安"，常吃薏米有助于调理脾虚引起的泄泻、食欲缺乏、便溏、经脉拘挛等症。

薏米中富含水溶性膳食纤维，使肠道对脂肪的吸收率变差，进而降低血脂；薏米内含的薏苡脂、亚油酸还有抑制癌细胞生长的作用。

祛湿消肿、美白祛斑的美颜瘦身品

薏米中含有维生素 E，是一种美容成分，常食可使皮肤细腻有光泽，并能消除粉刺、色斑，改善肤色；阴雨潮湿的天气里常吃薏米可祛湿健脾。

薏米可以促进体内血液和水分的代谢，有利尿、消水肿的作用，并可帮助排便，有助于排毒瘦身。

参芪薏米粥
健脾除湿

材料　薏米 120 克，党参 10 克，黄芪
　　　　20 克，生姜 10 克。

做法

1. 党参、黄芪洗净后用清水泡 1 小时，
   薏米洗净，生姜切片。
2. 将泡好的党参、黄芪、薏米一起放
   入锅中，加适量水大火煮沸，放入
   姜片，用小火熬至熟烂即可。

　　健脾除湿、补中益气，适合脾胃
虚寒导致的食欲缺乏、反胃、倦怠
乏力者食用。

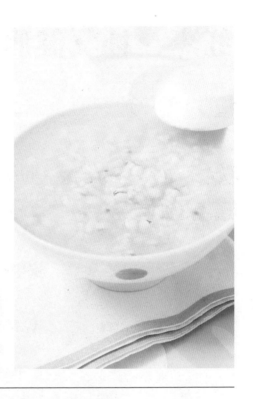

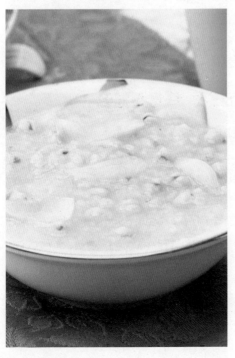

薏米百合粥
利尿、消水肿

材料　薏米 50 克，鲜百合 40 克，大
　　　　米 100 克，白糖适量。

做法

1. 薏米淘洗干净，泡软；鲜百合剥开
   成瓣，洗净；大米淘洗干净。
2. 锅内加适量清水，烧沸，放入薏米
   煮沸，再用小火煮 20 分钟，加入大
   米煮 25 分钟至粥稠，放入鲜百合煮
   开，用白糖调味。

红枣：补气健脾的"维生素果"

性味　性温，味甘。

归经　归脾、胃经。

功效　养血安神、增强食欲、延年益寿。

挑选　果肉肥厚、皮红肉青、无虫害者为佳。

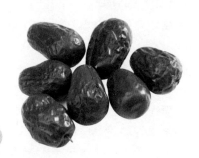

红枣中丰富的营养成分 （每100克）	
营养成分	**含量**
碳水化合物	67.8克
脂肪	0.5克
蛋白质	3.2克
膳食纤维	6.2克
维生素A	1微克
维生素C	14毫克
维生素E	3毫克
胡萝卜素	10微克
钙	64毫克
镁	36毫克

数据来源：《中国食物成分表标准版（第6版）》

安中养脾的维生素丸

《神农本草经》中记载，红枣"主心腹邪气，安中养脾，助十二经。平胃气，通九窍，补心气、少津液、身中不足，和白药"。脾胃强健，食物会得到充分的消化，脾主运输的水谷精微得以充分吸收，气血之源充沛，五脏六腑和四肢百骸得以滋养。

红枣被称为"天然维生素丸"，能增强人体免疫力。

一日吃三枣　终身不显老

红枣的补血效果众人皆知，生长发育期的青少年和女性易发生贫血情况，适当多吃红枣是很好的补血方法。同样地，对于病后体虚的人，红枣的滋补作用也不容小视。由于贫血和生理期原因而气色不佳的女性，可以坚持每天吃3～5粒红枣，有改善气色的功效。所以俗语中有"一日吃三枣，终身不显老"的说法。

红枣花生衣汤
滋补养血

材料　红枣 10 枚，花生米 100 克，红糖适量。

做法

1. 红枣洗净，用温水浸泡，去核；花生米略煮一下，过凉后取花生红衣备用。
2. 将红枣和花生红衣放锅内，再加适量的清水，大火煮沸后，改用小火煮 30 分钟左右，捞出花生红衣，加红糖煮至溶化，收汁即可。

红枣含糖量高，糖尿病患者不宜多吃。

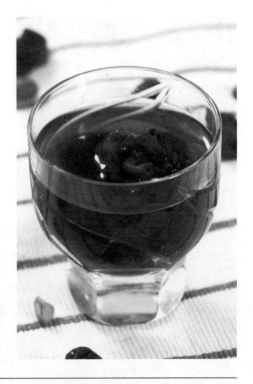

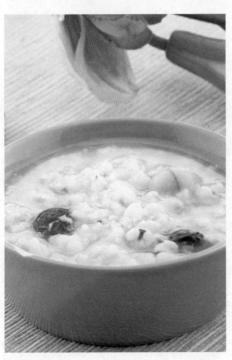

薏米莲子红枣粥
健脾益气

材料　薏米 50 克，干莲子 5 克，干红枣 5 枚，大米 50 克。

做法

1. 薏米和干莲子分别放进水里浸泡 1 小时左右，泡好洗净，放入锅中。
2. 大米、红枣分别淘洗干净后放入锅中，加适量水，大火烧开后改小火继续熬煮至薏米开花即可。

清热去火，适合面舌生疮、胃火不清、阴虚肺热者食用。

山药：健脾固肾的山珍妙药

性味 性平，味甘。

归经 归肺、胃、肾经。

功效 健脾益肾、补肺气。

挑选 粗细均匀、外表无伤者为佳。

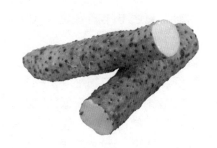

山药中丰富的营养成分 （每100克）	
营养成分	含量
碳水化合物	12.4克
脂肪	0.2克
蛋白质	1.9克
膳食纤维	0.8克
维生素 A	3微克
维生素 C	5毫克
胡萝卜素	20微克
镁	20毫克
钙	16毫克
铁	0.3毫克

数据来源：《中国食物成分表标准版（第6版）》

健脾补虚的猛将

山药肉白而坚，又叫作山芋、山薯，有补脾养胃、生津益肺、补肾涩精的功效。清代名医陈修园说，山药味甘入脾，脾统血主四肢，脾气足则不饥，四肢轻健。山药常用于调理脾虚食少、久泻不止、肺虚咳嗽、肾虚遗精等症状。

山药中还富含蛋白质、多种维生素、葡萄糖、多酚氧化酶、淀粉酶等营养成分，其中的薯蓣皂甙有滋阴补阳、延缓细胞衰老、延年益寿的功效，对产后调养、病后体质虚弱有很好的滋补作用。

天然的瘦身佳品

山药最大的特点是能够供给人体大量的黏蛋白，它可以减少皮下脂肪堆积。山药中所含有的水溶性纤维容易使人产生饱腹感，可控制食欲；消化酶能促进淀粉的分解，加速代谢，减少多余脂肪，是天然的瘦身佳品。

二米山药粥
养胃、护胃

材料　山药 100 克，小米 60 克，大米 20 克，枸杞子 5 克。

做法

1. 山药去皮，洗净，切丁；小米、大米淘洗干净；枸杞子洗净。
2. 锅置火上，加适量清水煮沸后，加入小米和大米，用大火烧开，转小火煮至米粒八成熟，放入山药丁、枸杞子煮至米粒和山药熟透。

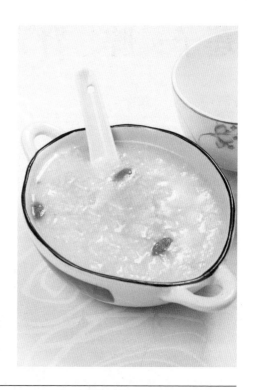

　　山药与小米和大米煮粥同食，其养胃、护胃的功效会更好。

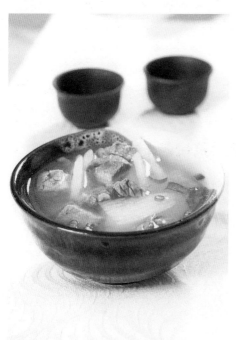

山药羊肉汤
补血、养颜

材料　山药 200 克，羊肉 150 克，葱末、姜末、蒜末、干辣椒、水淀粉、盐、鸡精、植物油、清汤各适量。

做法

1. 将山药洗净，去皮，切片；羊肉洗净，切块，用植物油煸炒至变色，盛出，待用；干辣椒洗净，切段，待用。
2. 锅置火上，倒植物油烧热至八成热，放入葱末、姜末、蒜末、干辣椒段爆出香味，放入山药翻炒，倒入适量清汤，加入羊肉块、盐、鸡精调味，用水淀粉勾芡即可。

莲子：脾、肾、心三补合一

性味　性平，味甘。

归经　归脾、肾、心经。

功效　补脾益肾、养心安神。

挑选　个大，饱满，颜色呈米黄色者为佳。

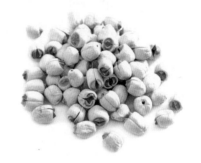

莲子中丰富的营养成分（每100克）	
营养成分	含量
碳水化合物	67.2 克
脂肪	2 克
蛋白质	17.2 克
膳食纤维	3 克
维生素 C	5 毫克
镁	242 毫克
钙	97 毫克
铁	3.6 毫克
锌	2.78 毫克
铜	1.33 毫克

数据来源：《中国食物成分表标准版（第 6 版)》

小巧玲珑的健肾奇果

莲子，又名莲米、莲实、睡莲子等，自古以来是公认的老少皆宜的鲜美补养佳品，有很好的滋补作用，古人认为经常服食，百病可祛。《本草纲目》记载，莲子交心肾，厚肠胃、固精气、强筋骨、补虚损，利耳目，除寒湿，止脾泄久痢，赤白浊，女人带下、崩中、诸血病。

中医认为，莲子有补脾益胃、止泻去热、养心安神、补肾固涩等功效，适用于脾虚泄泻、心悸不安、失眠、夜梦、男子遗精、女子月经过多、食欲缺乏等症。

抗氧化、抗衰老、抗癌、降压

莲子有抗氧化、抗衰老的作用。

现代医学研究证实，莲子中的莲子碱有平抑性欲的作用，多梦、频繁遗精或滑精的年轻人，服食莲子能起到良好的止遗涩精作用。

莲子所含的氧化黄心树宁碱有抗癌、降压作用。

莲子黑米粥
健脾暖肝

材料　黑米 100 克，莲子 20 克，冰糖适量。

做法

1. 莲子、黑米洗净后先用清水泡 4 个小时。
2. 洗净的莲子、黑米一起放入锅中，先大火煮开，再小火慢慢熬熟，加入冰糖调味即可。

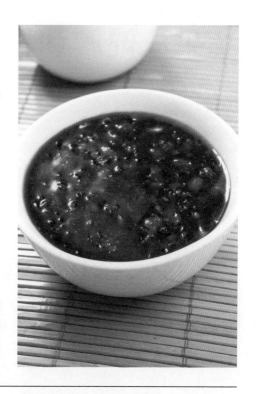

　　莲子、黑米搭配一起煮粥，有滋阴养心，补肾健脾的功效，适合老人以及病后体虚者食用。

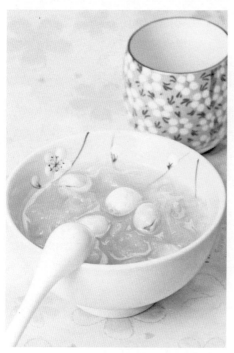

山药银耳莲子羹
健脾和胃

材料　干银耳、莲子各 30 克，山药50 克，冰糖 10 克。

做法

1. 将干银耳洗净，浸泡 2 小时，去蒂，撕成小朵；将莲子洗净，去心；山药洗净，去皮切片，待用。
2. 将所有食材加适量清水放入锅中，熬煮至熟烂，加入冰糖调味即可。

　　有益气补血、健脾和胃、补血脏、治虚损的功效。

苹果：健脾和胃的"养生果"

性味 性凉，味甘微酸。

归经 归脾、肺经。

功效 健脾和胃、清除体内垃圾。

挑选 有果香味、色泽明亮、成熟者为佳。

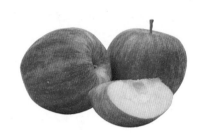

苹果中丰富的营养成分（每100克）	
营养成分	**含量**
碳水化合物	13.7克
脂肪	0.2克
蛋白质	0.4克
膳食纤维	1.7克
维生素C	3毫克
胡萝卜素	50微克
钙	4毫克
磷	7毫克
铁	0.3毫克
钾	83毫克

数据来源：《中国食物成分表标准版（第6版）》

脾胃虚弱者的好零食

苹果味甘酸，可以化生阴津，有助于生津止渴，那些因为胃阴不足造成口渴烦躁、津伤口干的人，可以吃苹果来改善。患慢性胃炎的人，会感到胃中胀气，口中发干，舌红少津，可以饭后吃点苹果，所以有"饭后一苹果，老汉赛小伙"之说，对于脾胃虚弱的人苹果是最好的水果选择，可以作为零食常备常吃。

能够排毒瘦身的优选水果

苹果富含膳食纤维，可以帮助清除体内的垃圾，有助于人体内部毒素的排出，许多人把苹果作为瘦身必备。苹果的营养价值和医疗价值都很高，苹果中的胶质和微量元素铬能保持血糖的稳定，还能有效地降低胆固醇；黄酮类天然抗氧化物质，可以减少患肺癌的危险。常吃苹果可改善呼吸系统和肺功能，保护肺部免受污染物和烟尘等有害物质的侵害。

苹果烧鸡翅
健脾和胃

材料　鸡翅 500 克，苹果 1 个，姜片 10 克，盐 4 克，番茄酱、生抽、白糖、醋各 15 克。

做法

1. 鸡翅洗净，焯水；苹果洗净，切块。
2. 锅置火上，倒油烧热，调中小火，倒入鸡翅煎至两面金黄，放入苹果也煎一下。放入姜片、番茄酱、生抽、盐、白糖、醋，调成酸甜味。
3. 倒适量清水，没过鸡翅的一半，大火煮开，中火煮 10 分钟，翻面，收汁即可。

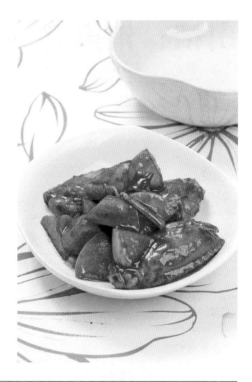

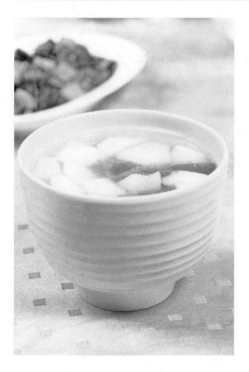

苹果百合番茄汤
养颜瘦身

材料　苹果半个，百合 20 克，番茄 1 个，冰糖、白醋各适量。

做法

1. 将苹果、番茄洗净，切块；百合剥开，洗净备用。
2. 炒锅置火上，倒入适量清水，放入冰糖化开，然后加入苹果、百合、番茄，小火煮 1 分钟，用白醋调味即可。

　　苹果和番茄中的维生素 C 可帮助消除皮肤雀斑，保持皮肤细嫩红润。

山楂：消肉食的佳品

性味　性微温，味酸、甘。

归经　归脾、胃、肝经。

功效　消食健脾，行气散瘀，收敛止痢。

挑选　颜色光亮、无虫眼、无裂口者为佳。

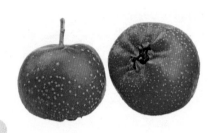

山楂中丰富的营养成分 （每100克）	
营养成分	含量
碳水化合物	25.1 克
脂肪	0.6 克
蛋白质	0.5 克
膳食纤维	2.7 克
维生素 C	53 微克
维生素 E	7.32 毫克
钙	52 微克
钾	299 毫克
铁	0.9 毫克
镁	19 毫克

数据来源：《中国食物成分表标准版（第 6 版）》

山楂，消肉积效果好

中医认为，面（吃多了）消食用麦芽，米（吃多了）消食用稻芽，肉（吃多了）消食用山楂。《本草纲目》中说："凡脾弱食物不克化，胸腹酸刺胀闷者，于每食后嚼二三枚，绝佳。"现代药理学研究证实，山楂含山楂酸、解脂酶，入胃后，能增强酶的作用，促进肉食消化。

生、炒山楂功效各不同

生山楂：富含黄酮类，能扩张血管，增加冠状动脉血流量，降低血压、血脂。生山楂应少吃（因为生山楂中所含的鞣酸与胃酸结合很易形成胃石，人体难以消化掉），多用于泡饮。炒山楂：黄酮类、有机酸稍有减量，可缓和对胃的刺激性，善于消积化食，用法上多水煎。

橘皮山楂粥
强健脾胃，促进消化

材料 山楂50克，鲜橘皮15克，桂花2克，大米50克，红糖、白糖各10克。

做法

1. 将鲜橘皮用清水反复清洗，切成豌豆大小的丁。
2. 山楂洗净后去核，切成小块，与桂花、橘皮丁、大米一起放入锅内，加适量水，大火煮沸后改用小火熬煮20分钟，加入白糖、红糖继续煮至大米熟烂即可。

增食欲，助消化，健脾暖胃。

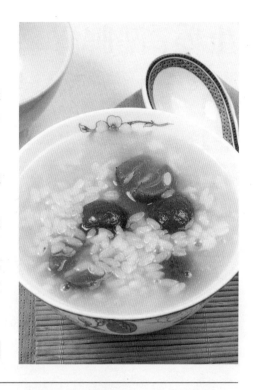

核桃仁山楂饮
开胃消食，防积滞

材料 核桃仁150克，山楂50克，白糖适量。

做法

1. 核桃仁加水少许，打成浆，装入容器中，再加适量凉开水调成稀浆汁。
2. 山楂去核，切片，加水500毫升煎煮半小时，滤出汁备用；再加水煮，取汁，两次的汁合并，重置火上，加入白糖搅拌，待白糖化开后，缓缓倒入核桃仁浆汁，边倒边搅匀，烧至微沸即可。

开胃，促进胃消化酶分泌。

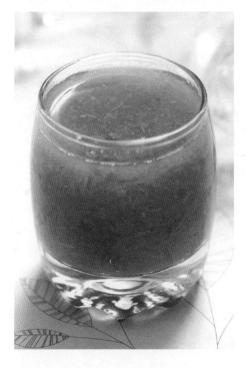

生姜：健脾胃、散风寒，冬病夏治

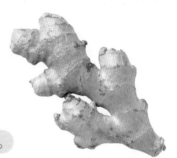

性味 性温，味辛。

归经 归脾、胃、肺经。

功效 开胃促消化、祛痰下气，去水肿气胀。

挑选 大而厚、皮光泽、带泥土、无腐烂者为佳。

生姜中丰富的营养成分 （每100克）	
营养成分	含量
碳水化合物	10.3 克
脂肪	0.6 克
蛋白质	1.3 克
膳食纤维	2.7 克
维生素 A	14 微克
维生素 C	4 毫克
胡萝卜素	170 微克
烟酸	0.8 毫克
镁	44 毫克
钙	27 毫克

数据来源：《中国食物成分表标准版（第 6 版)》

冬吃萝卜夏吃姜

夏季人体受暑热侵袭，为了消暑习惯开过低温度的空调、吹电风扇，较大的室内外温差很容易导致感冒。喝点姜汤，能加速血液循环，祛除体内风寒。炎热好贪凉，爱喝冷饮、爱吃凉菜，很容易引起胃寒，胃寒是冬病的一种，夏季吃些姜，可以冬病夏治，是治愈胃寒的最好时机。

《本草纲目》记载，姜能够止呕吐，对恶心、呕吐有很好的调理效果，有"呕家圣药"之誉，晕车、晕船、晕机的人可以在乘坐之前煮点姜汤喝。

杀菌祛病又养颜

夏季也是细菌活跃的季节，人体很容易受到细菌的侵袭，生姜具有杀菌解毒的作用。夏季吃姜可以预防急性肠胃炎、肠道炎、牙周炎；生姜还可以抑制皮肤真菌，辅助调理多种痈肿疮毒。

生姜有很强的抗氧化性，可以抗衰老。另外，常吃姜还可以降血脂，防止动脉粥样硬化。

姜汁豇豆
健脾胃

材料　姜 10 克，嫩豇豆 200 克，盐、醋、香油各适量。

做法

1. 将嫩豇豆去筋，洗净，放入沸水中煮至熟透，捞出沥干，切成 5 厘米的段，整齐地摆放在盘中。
2. 姜切末放入碗中，加盐、醋调至均匀，再加入香油，调成味汁。
3. 将调好的味汁淋于豇豆上即可。

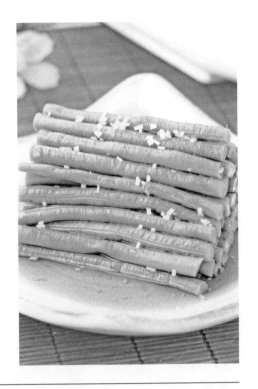

生姜粥
冬病夏治良方

材料　生姜 25 克，大米 100 克，枸杞子 10 克。

做法

1. 生姜洗净去皮，切末；大米淘洗干净；枸杞子洗净。
2. 锅置火上，加适量清水煮沸，放入大米、生姜末煮沸，加入枸杞子，用小火熬煮 30 分钟。

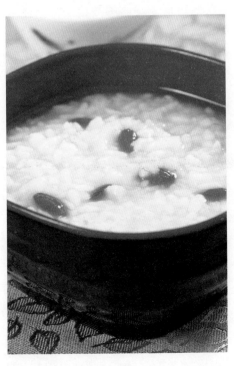

晚上吃生姜，容易耗阳上火。因为晚上人体阳气收敛、阴气外盛，此时再吃姜会让人上火，伤身体。

番茄：健脾化滞的长寿果蔬

性味 性微寒、味甘。

归经 归肺、胃经。

功效 生津止渴、健胃消食。

挑选 果实饱满、表皮光亮、鲜红或鲜黄者为佳。

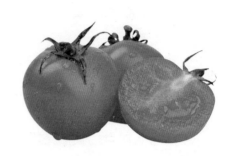

番茄中丰富的营养成分 (每100克)	
营养成分	**含量**
碳水化合物	3.3 克
脂肪	0.2 克
蛋白质	0.9 克
维生素 C	14 毫克
胡萝卜素	375 微克
镁	12 毫克
钙	4 毫克
铁	0.2 毫克
钾	179 毫克
锌	0.12 毫克

数据来源：《中国食物成分表标准版（第 6 版)》

健胃消食的营养果蔬

番茄我们俗称西红柿，既是蔬菜也是瓜果，《陆川本草》中记载：番茄"生津止渴、健胃消食、可以改善口渴和食欲缺乏"。

番茄中含有的柠檬酸、苹果酸等有机酸，能够增加胃酸浓度，有助于消化，帮助调节肠胃功能。而且，番茄素可以抑制多种细菌，也具有帮助消化的作用。所以，对于因为胃酸异常而胃热口苦、食欲缺乏的人，吃些番茄可以起到很好的缓解作用，但是胃酸过多的人不要多吃。

促进腿部血液循环的瘦身美腿佳品

番茄富含膳食纤维，有利于排出各种毒素。番茄还能够清除危害身体的自由基，保护人体细胞。番茄具有利尿以及去酸痛的作用，最好是生吃，或者做成沙拉和果汁，能有效消除腿部的疲劳，加强腿部血液的循环。

番茄烧豆腐
健脾化滞

材料　豆腐 500 克，番茄 100 克，盐、
　　　　酱油、鸡精各适量。

做法

1. 番茄洗净，去蒂，切片；豆腐洗净，
切块，待用。

2. 油烧热，放入豆腐块翻炒，倒入番
茄片，调入酱油、盐略炒，然后盖
锅盖焖煮 5 分钟，最后加鸡精即可。

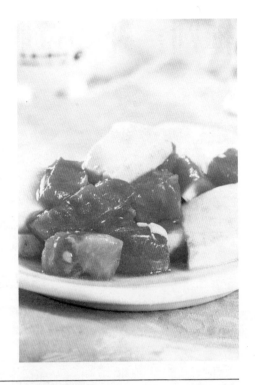

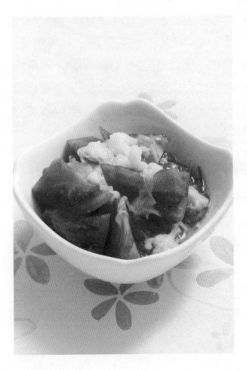

冰糖番茄
健胃消食

材料　番茄 400 克，鸡蛋清适量，冰
　　　　糖 50 克。

做法

1. 番茄洗净，去皮，切瓣；鸡蛋清打散。

2. 锅内倒清水，放冰糖熬化，加蛋清，
再分 2 次舀入清水，去浮沫，糖汁
收浓后，离火，稍凉后浇在番茄瓣
上即可。

女性来月经期间，若有痛经
则不要吃番茄。

桂圆：补心益脾的果中神品

性味 性温、味甘。

归经 归心、脾经。

功效 补血、安神、健脑、养心脾。

挑选 果皮黄褐色，略带青，壳薄平滑，果肉柔软有弹性者为佳。

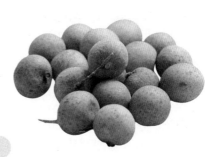

桂圆中丰富的营养成分 （每100克）	
营养成分	含量
碳水化合物	64.8 克
脂肪	0.2 克
蛋白质	5 克
膳食纤维	2 克
维生素 C	12 毫克
烟酸	1.3 毫克
镁	81 毫克
钙	38 毫克
铜	1.28 毫克
磷	206 毫克

数据来源：《中国食物成分表标准版（第 6 版）》

珍贵的滋补强壮剂

新鲜的桂圆又称作龙眼。桂圆的种子圆黑且有光泽，种脐突出呈白色，就像自古传说中龙的眼睛一样，因此而得名。龙眼鲜果晒干后叫桂圆，是上乘的滋补佳品。

中医认为，桂圆有补心益脾、养血安神的功效，对于失眠健忘、病后体虚、贫血萎黄、产后血虚的症状有很好的调理效果。《本草纲目》中提到，"食品以荔枝为贵，而资益则以龙眼为良"，桂圆也被清代大诗人王士祯盛赞为"果中神品"。

补益身体、安胎防癌

桂圆富含葡萄糖、蔗糖及蛋白质，含铁量也较高，可在补充营养的同时，促进血红蛋白再生以补血，还可改善心悸、心慌、失眠、健忘等症。

桂圆能增强记忆、消除疲劳；桂圆能抑制子宫癌细胞的生长，经常食用，可辅助防癌抗癌。

桂圆糯米粥
调养体虚

材料　糯米 100 克，桂圆肉 15 克，冰糖适量。

做法

1. 将糯米淘洗干净，浸泡 2 小时。
2. 锅置火上，加适量清水，放入糯米，先用大火煮沸，再转用小火熬煮。
3. 待粥半熟时加入桂圆肉、冰糖搅匀，继续煮至粥成即可。

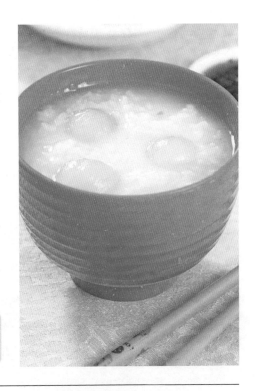

> 桂圆有补益作用，对病后需要调养及体质虚弱的人有调理效果。

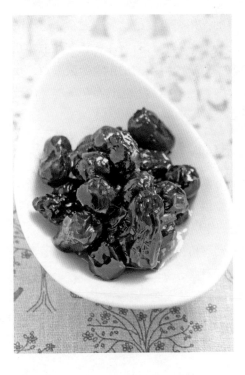

桂圆红枣蜜饯
补脾胃，益心血

材料　桂圆、红枣、鲜姜汁、蜂蜜各适量。

做法

1. 桂圆去壳去核，红枣洗净后去核，备用。
2. 一起放入锅中同煮至七成熟，加入两匙鲜姜汁煮沸，放凉后加入蜂蜜调匀后装瓶即可。

> 有补脾胃益心血的作用，适用于脾虚、血亏、心悸怔忡。

莲藕：健脾益气的"滋补灵根"

性味 性寒、味甘。

归经 归心、脾、肺经。

功效 养胃消食、养心生血、调气舒郁。

挑选 表面鲜嫩、不烂不伤、不带尾，每节两端细小而中间肥胀者为佳。

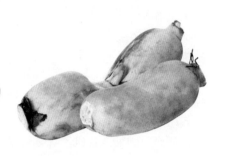

莲藕中丰富的营养成分（每100克）	
营养成分	**含量**
碳水化合物	11.5克
脂肪	0.2克
蛋白质	1.2克
膳食纤维	2.2克
维生素C	19毫克
镁	14毫克
钙	18毫克
铁	0.3毫克
磷	45毫克
钠	34.3毫克

数据来源：《中国食物成分表标准版（第6版)》

补养脾胃的御膳贡品

莲藕在清朝咸丰年间就被钦定为御膳贡品，《本草纲目》赞誉莲藕说："四时可食，令人心欢，可谓灵根矣"，在中医眼中莲藕浑身是宝，根、叶、花、果实均可入药。

因为藕性寒，如果想让藕发挥养胃滋阴、健脾益气的作用，需要把藕做成熟食，这样的话其性就转温，对脾胃有好处，还有益血、止泻的功效。对于脾胃虚弱的中老年人来说，秋藕是补养脾胃的最佳品，尤其是把藕加工成藕粉，既营养丰富又易于消化。

清热、凉血、散瘀效果好

生藕可以消瘀凉血、清烦热止呕渴，产后女性忌生冷但可以吃藕，就是因为藕很好地发挥了消瘀的作用。莲藕性寒，可清热凉血。

藕的营养价值很高，富含铁、钙等微量元素，植物蛋白质、维生素以及淀粉含量也很丰富，有明显的补益气血、增强免疫力的作用。

蜜汁莲藕
润肺止咳

材料　莲藕 500 克，蜂蜜适量。
做法
1. 莲藕去皮，洗净，切片，装盘。
2. 将蜂蜜均匀地淋在藕片上。
3. 把淋好蜂蜜的藕片放入蒸锅内，水开后蒸 15 分钟即可。

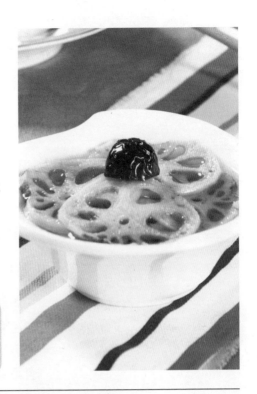

润肺止咳，适合病后烦渴、肺热咳嗽者及支气管炎、肺结核等疾病患者食用。

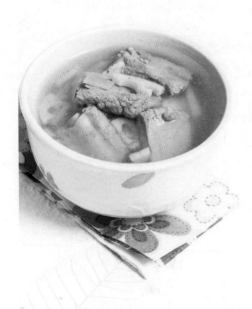

莲藕排骨汤
健脾益气

材料　猪排骨 400 克，莲藕 200 克，姜片、料酒、醋、胡椒粉、盐、鸡精各适量。
做法
1. 猪排骨洗净，剁成块；莲藕去皮，洗净，切块。
2. 煲锅置火上，倒入足量水，放入姜片、猪排骨、藕块，淋入醋、料酒煮沸，转小火煲约 2 小时，加盐、鸡精、胡椒粉调味即可。

南瓜：健脾养胃又补血

性味　性温、味甘。

归经　归脾、胃经。

功效　健脾、养胃、补血、养肝护目。

挑选　瓜蒂连着瓜身的，表面有白霜者为佳。棱越深、瓜瓣越鼓的南瓜越面越甜。

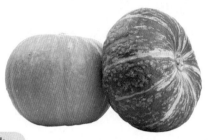

南瓜中丰富的营养成分 （每100克）	
营养成分	**含量**
碳水化合物	5.3 克
脂肪	0.1 克
蛋白质	0.7 克
膳食纤维	0.8 克
维生素 A	74 微克
维生素 C	8 毫克
胡萝卜素	890 微克
镁	8 毫克
钙	16 毫克
钾	145 毫克

数据来源：《中国食物成分表标准版（第6版)》

多种养生功效的营养宝库

南瓜中所含果胶可以保护胃肠道黏膜，免受粗糙食品刺激，促进溃疡愈合，适宜胃病患者。另外，南瓜所含成分能促进胆汁分泌，加强胃肠蠕动，帮助食物消化。

《滇南本草》中记载：南瓜能润肺益气，化痰排脓，驱虫解毒，治咳止喘，疗肺痈便秘，并有利尿、美容等作用。

促进排钠，有效降低血压

南瓜中含有丰富的钾离子，而且经加热后也不易流失，可以促进体内多余的钠排出，再配合膳食纤维的排钠作用，能有效降低血压。

另外，南瓜含有的果胶具有很强的吸附性，能清除体内有害物质，起到解毒的作用；南瓜含有丰富的钴，钴是人体胰岛细胞所必需的微量元素，对防治糖尿病、降低血糖有效。

猪肝南瓜汤
健脾养肝

材料　猪肝、南瓜各 250 克，盐、鸡
　　　精、麻油适量。

做法

1. 将南瓜去皮、瓤，洗净切块；猪肝
　洗净切片。

2. 一起放入锅中，加 1000 毫升清水，
　煮至瓜烂肉熟，加入盐、鸡精、麻
　油即可。

　　此汤有健脾养肝明目的功效，
长期食用，对夜盲症有一定改善
效果。

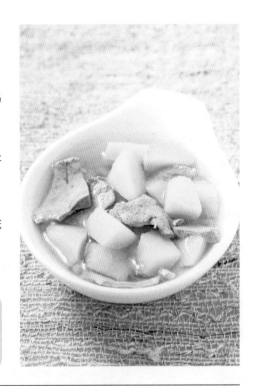

燕麦南瓜粥
降压排钠

材料　燕麦 30 克，大米 50 克，小南
　　　瓜 1 个，盐 3 克。

做法

1. 将小南瓜洗净削皮去籽，切成小块；
　大米洗净，用清水浸泡 30 分钟。

2. 锅置火上，将大米与清水一同放入锅
　中，大火煮沸后换小火煮 20 分钟。

3. 放入南瓜块，小火煮 10 分钟，再加
　入燕麦，继续用小火煮 10 分钟，加
　入盐调味即可。

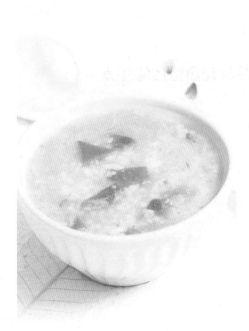

羊肉：冬季健脾补虚不可缺

性味　性温、味甘。

归经　归脾、肾经。

功效　益气补虚、温中暖下、开胃健力。

挑选　新鲜羊肉有弹性、外表略干，不粘手。

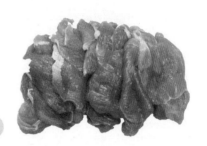

羊肉中丰富的营养成分 （每100克）	
营养成分	含量
碳水化合物	1.6 克
脂肪	6.5 克
蛋白质	18.5 克
胆固醇	82 毫克
镁	23 毫克
钙	16 毫克
铁	3.9 毫克
锌	3.52 毫克
钾	300 毫克
磷	161 毫克

数据来源:《中国食物成分表
标准版（第6版)》

冬季进补的佳品

羊肉营养丰富、味道鲜美，是我们主要的肉食之一，中医认为羊肉能助阳气、补精血、益劳损、暖中胃，冬天适时来一碗羊肉汤，既能抵御风寒，又可以滋补身体。

羊肉可以温补脾胃，《本草从新》中也记载它能"开胃健力"，适用于因脾胃虚寒导致的反胃、身体瘦弱、胃寒等症状。羊肉能增加消化酶，保护胃壁，促进消化。

富含改善夜盲症的维生素 A

肝开窍于目，所以眼睛的问题大多是因为肝的气血问题，可通过调补肝的气血来缓解症状。例如夜盲症（到傍晚时就看不见东西）：中医认为是肝血不足造成的；西医认为是缺乏维生素 A 导致的。民间有用清水煮熟羊肝（不加盐）来改善夜盲症的偏方，其原理就是羊肝中富含维生素 A，并且可以调补肝脏气血。

葱爆羊肉
健脾补虚

材料　羊后腿肉 200 克，大葱 2 根，大蒜头 3 瓣，料酒、酱油、糖、白胡椒粉、醋、盐、植物油各适量。

做法

1. 大葱择去葱叶，洗净，留葱白部位切小段；大蒜头剥皮洗净，用刀背拍碎。
2. 将羊肉洗净，切成薄片，放入料酒、酱油、糖、白胡椒粉腌渍 10 分钟。
3. 锅内倒油烧至八成热，倒入羊肉片，快速翻炒至羊肉片变色，翻炒 5 分钟左右放入葱段，淋入 1 匙醋，倒入蒜碎、盐，翻炒均匀即可。

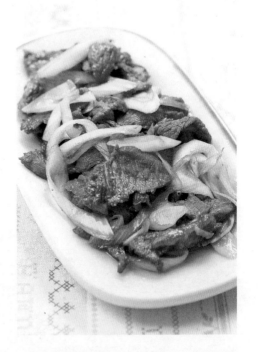

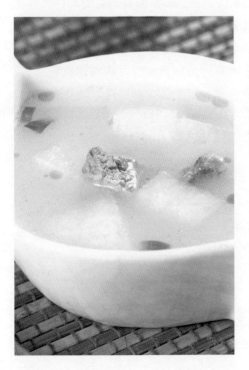

羊肉萝卜汤
冬季进补佳品

材料　羊肉 200 克，白萝卜 50 克，姜、葱末、蒜、料酒、盐各适量。

做法

1. 羊肉洗净切块，用沸水焯至断生，去血沫；萝卜切块。
2. 过好水的羊肉放入汤煲中，加适量清水，入姜、葱末、蒜、料酒，大火煮开后放入萝卜块，小火炖 30 分钟，加盐调味即可。

> 发热患者不宜吃羊肉，因为羊肉性温热，易加重病情。

牛肉：养脾益气的"肉中骄子"

性味 性温、味甘。

归经 归脾、肾经。

功效 安中益气，养脾胃。

挑选 新鲜牛肉的色泽呈棕红色或暗红色，肉质坚实而有弹性。

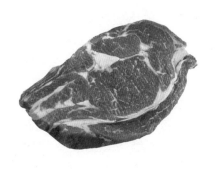

牛肉中丰富的营养成分（每100克）	
营养成分	含量
碳水化合物	0.5克
脂肪	8.7克
蛋白质	20克
胆固醇	58毫克
维生素E	0.68毫克
镁	22毫克
钙	5毫克
铁	1.8毫克
锌	4.7毫克
钾	212毫克

数据来源：《中国食物成分表标准版（第6版）》

冬季暖胃的佳品

牛肉蛋白质含量高，脂肪含量低，所以味道鲜美，受人喜爱，享有"肉中骄子"的美称。中医认为，牛肉可以补中益气、滋养脾胃、强健筋骨、止咳止涎，对于中气下陷、气短体虚、筋骨酸软、贫血久病、面黄肌瘦的人，可以吃牛肉来食疗。寒冬食用牛肉可暖胃，是冬季的补益佳品。

牛肉富含蛋白质，能提高机体抗病能力，更适合患者补养身体。补锌可以增强免疫力。牛肉是人体补充锌的重要来源，可以帮助人体预防病毒、细菌等有害的感染。

富含肌肉燃料之源的健美饮食

牛肉中富含肌氨酸，对增长肌肉、增强力量有作用，被称作"肌肉燃料之源"。

番茄牛肉
暖胃佳品

材料　番茄 250 克，牛瘦肉 50 克，葱段、姜末、盐、黄酒、酱油、花椒粉、鸡精、植物油各适量。

做法

1. 番茄洗净，去蒂，切块；牛肉洗净，切块，用黄酒和酱油抓匀，腌渍 20 分钟。
2. 锅置火上，倒入适量植物油烧至七成热，加葱段、姜末和花椒粉炒香，放入牛肉块翻炒均匀，加入适量清水煮至牛肉九成熟，倒入番茄块煮熟，用盐和鸡精调味即可。

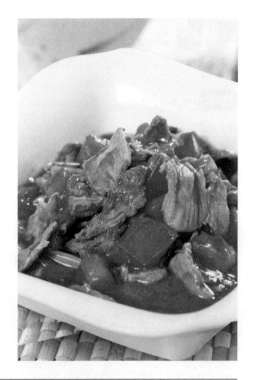

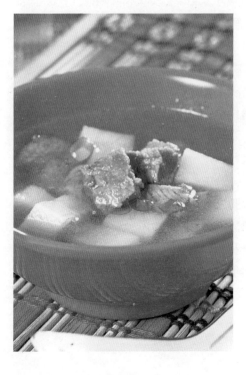

土豆牛肉汤
增长肌肉

材料　土豆 150 克，牛腿肉 50 克，葱花、姜末、盐、鸡精、植物油各适量。

做法

1. 土豆去皮，洗净，切块；牛腿肉去掉筋膜，洗净，切块，放入沸水中焯去血水。
2. 锅置火上，倒入适量植物油，待油烧至七成热，下葱花和姜末炒香，放入牛肉块煸熟。
3. 倒入土豆块翻炒均匀，加入适量清水煮至土豆块和牛肉熟透，用盐和鸡精调味即可。

鸡肉：健脾胃益五脏的"羽族之首"

性味　性温、味甘。

归经　归脾、肾经。

功效　温中补气、补虚填精、益五脏、健脾胃。

挑选　新鲜鸡肉呈干净的粉红色，有光泽，无特殊气味。

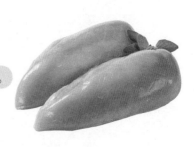

鸡肉中丰富的营养成分（每100克）	
营养成分	含量
碳水化合物	0.9 克
脂肪	6.7 克
蛋白质	20.3 克
胆固醇	106 毫克
维生素 A	92 微克
镁	22 毫克
钙	13 毫克
铁	1.8 毫克
钾	249 毫克
磷	166 毫克

数据来源：《中国食物成分表标准版（第 6 版）》

增强体力、强壮身体的佳品

鸡肉要比其他肉类嫩得多，营养高而且容易被人体吸收利用。中医认为，鸡肉有温中益气、补虚填精、健脾胃、强筋骨等功用，对营养不良、畏寒怕冷、乏力疲劳、月经不调等有很好的食疗作用。《本草纲目》记载："鸡肉能杀虫，解蛊毒，古人多食之。"

鸡全身上下都是宝，分别有不同的食疗功效，其中乌鸡既是营养补品又是传统中药原料，可补气血、调阴阳、调经健脾。

鸡内金： 文火炒熟碾成粉末，可改善消化不良。

鸡肾： 风干火焙入药，可治头晕眼花、咽干耳鸣、盗汗。

鸡肠： 可治遗精、小便不禁。

鸡油： 可治秃头脱发。

鸡脑： 可治梦惊、小儿惊痫。

鸡蛋： 可镇心、安五脏，止惊安胎。

香菇蒸鸡
增强体力

材料　鸡肉 250 克，水发香菇 100 克，盐、料酒、鸡精、酱油、葱段、姜丝、水淀粉、清汤各适量，香油 4 克。

做法

1. 将鸡肉洗净，切成长片；水发香菇洗净，切成条。
2. 将鸡肉、香菇放入碗内，加入酱油、盐、鸡精、葱段、姜丝、料酒、清汤、水淀粉抓匀，上笼蒸至熟时取出，用筷子拨开推入平盘，淋上香油即可。

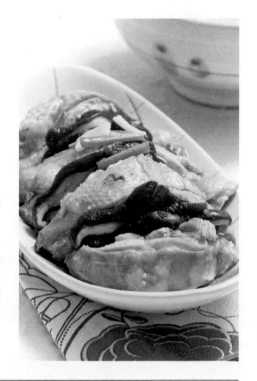

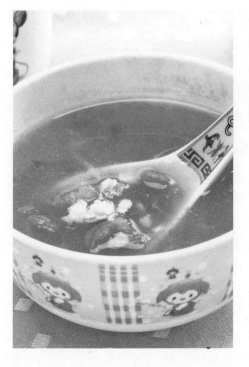

鸡肉番茄羹
健脑、益五脏

材料　鸡脯肉 25 克，番茄 1 个，盐、水淀粉、香油各适量。

做法

1. 鸡脯肉洗净，切末；番茄洗净，去蒂和皮，切碎。
2. 锅置火上，放入鸡肉末、番茄碎和适量清水煮开，转小火煮 10 分钟，加适量盐调味，用水淀粉勾芡，淋上香油即可。

> 鸡肉中含有多种有益于大脑健康的营养物质，如蛋白质、磷脂。

鲫鱼：诸鱼属火，唯鲫鱼属土补脾

性味　性温、味甘。

归经　归脾、胃、大肠经。

功效　健脾和胃，利水消肿，滋养通乳，活血通络。

挑选　鳞片、鳍条完整，体表无创伤，体色青灰、体形健壮者为佳。

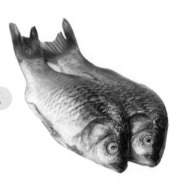

鲫鱼中丰富的营养成分（每100克）	
营养成分	含量
碳水化合物	3.8 克
脂肪	2.7 克
蛋白质	17.1 克
胆固醇	130 毫克
维生素 A	17 微克
钙	79 毫克
铁	1.3 毫克
锌	1.94 毫克
钾	290 毫克
磷	193 毫克

数据来源：《中国食物成分表标准版（第 6 版）》

鲫鱼补脾不上火

民间有"鱼生火"的说法，但鲫鱼是个例外，据《本草纲目》记载："诸鱼属火，唯鲫鱼属土"。因为脾也属土，所以鲫鱼能够补脾。

鲫鱼含优质蛋白质，易消化吸收，经常食用可补充营养，增强抗病能力，更是肝肾疾病、心脑血管疾病患者补充蛋白质的最佳选择。

鲫鱼豆腐汤是民间常用的吃法，非常适合中老年人、脾胃虚弱者食用。民间还常给产妇炖食鲫鱼汤，既可以补虚，又有通乳催奶的作用，非常值得推广。

鲫鱼治脾胃病有偏方

活鲫鱼 2 条（200~300克/条），藕粉 5 克，葱白、生姜各 3 克，盐适量。将鲫鱼去鳞、鳃及内脏，洗净，放入锅中煨至烂熟。生姜和葱白切成碎末，放入鱼汤中煮沸 5 分钟，最后加入藕粉、盐，稍煮即成。

喝鱼汤，每日 1 次，每次 1~2 小碗，温热食用，连食 5~7 天，可以补中益气、健脾和胃，能很好地防治胃炎。

萝卜丝鲫鱼汤
补脾、化痰

材料　白萝卜 200 克，鲫鱼 1 条，火腿丝 10 克，盐、料酒、胡椒粉、葱段、姜片、植物油各适量。

做法

1. 鲫鱼去鳞、鳃及内脏后洗净；白萝卜去皮洗净，切丝，冲洗，放入沸水中焯一下，捞出冲凉。
2. 锅内放油烧热，爆香葱段、姜片，放鲫鱼略煎，加适量水，加白萝卜丝、火腿丝烧开，转中小火煮至鱼汤呈乳白色，加盐、料酒、胡椒粉，煮开即可。

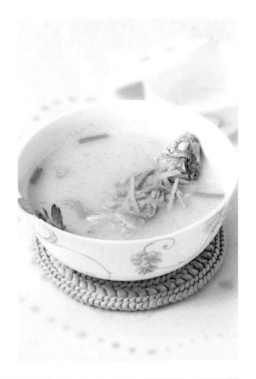

鲫鱼冬瓜汤
利尿暖胃

材料　鲫鱼 300 克，冬瓜 150 克，盐、葱段、姜片、香菜段、料酒、植物油各适量。

做法

1. 鲫鱼去鳞、鳃和内脏，洗净，切段，控水；冬瓜去皮除籽，洗净，切成薄片。
2. 油烧热，先下葱段、姜片，待爆出香味时，放入鲫鱼煎至两面金黄后，加料酒、盐，至酒香溢出时，加 3 大碗冷水煮沸。
3. 盛入砂锅内，小火慢煨约 1 小时，加冬瓜片，至鱼汤呈奶白色，放入香菜段即可。

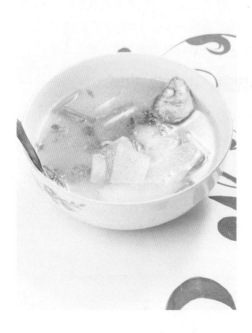

黄豆：健脾补虚的豆族之王

性味 性温、味甘。

归经 归脾、大肠经。

功效 健脾和胃、宽中下气。

挑选 颗粒饱满且整齐均匀，无破瓣、无缺损者为佳。

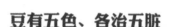

黄豆中丰富的营养成分（每100克）	
营养成分	**含量**
碳水化合物	34.2 克
脂肪	16 克
蛋白质	35 克
膳食纤维	15.5 克
维生素 E	18.9 毫克
胡萝卜素	220 微克
钙	191 毫克
铁	8.2 毫克
锌	3.34 毫克
锰	2.26 毫克

数据来源：《中国食物成分表标准版（第6版）》

豆有五色、各治五脏

李时珍说过："豆有五色，各治五脏。"黄色食物多入脾，所以黄豆是滋补脾胃的重要粮食，有助于补益脾气。脾胃虚弱的人常吃黄豆，可以增强脾胃功能，缓解食欲缺乏的症状，可以让虚弱的人增长气力。

因为脾有统血的功能，当脾气得到补益的时候，血自然而然就有了生化的动力，所以对于脾虚造成的贫血和营养不良的人来说，吃黄豆也有助于益气养血。

补脑健脑、排毒养颜

黄豆的蛋白质含量高；所含卵磷脂可以修补被损伤的脑细胞膜，常吃黄豆对增加和改善大脑功能有重要作用。

黄豆富含铁，可预防贫血，常吃对皮肤干燥粗糙、头发干枯也大有好处，还可提高代谢，促使机体排出毒素。

小米黄豆粥
防止血管硬化

材料　小米 100 克，黄豆 50 克。

做法

1. 小米淘洗干净；黄豆淘洗干净，用水浸泡 4 小时。
2. 锅置火上，倒入适量清水烧沸，放入黄豆用大火煮沸后，改用小火煮至黄豆酥烂，再下入小米，用小火慢慢熬煮，至粥稠即可。

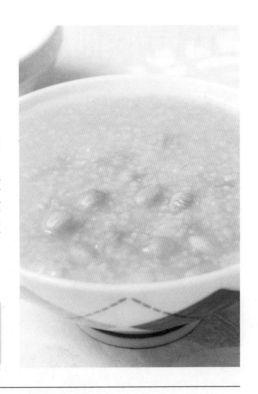

　黄豆富含卵磷脂，降低胆固醇，防止血管硬化，预防心血管疾病，保护心脏。

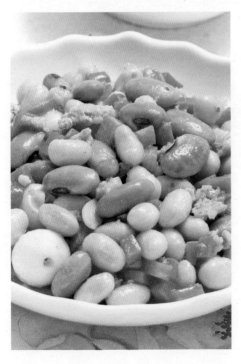

四喜黄豆
促进胆固醇代谢

材料　黄豆 120 克，青豆粒、胡萝卜、莲子、瘦肉各 30 克，盐、白糖各 3 克，料酒、水淀粉、植物油各适量。

做法

1. 将材料分别洗净后，瘦肉切粒，胡萝卜去皮切粒，黄豆先用清水浸泡 2 小时后煮熟备用，莲子煮熟。
2. 在瘦肉粒中加适量盐、料酒、水淀粉腌好后，倒入油锅中炒熟，再往油锅中加入黄豆、青豆粒、胡萝卜粒和莲子。
3. 将熟时，加入盐、白糖调味，最后用水淀粉进行勾芡。

白扁豆：健脾祛湿的天然主食

性味	性温、味甘。
归经	归脾、胃经。
功效	益气健脾、利湿消肿。
挑选	粒大、皮薄、表皮平滑，略有光泽者为佳。

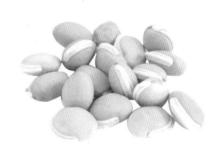

白扁豆中丰富的营养成分（每100克）	
营养成分	**含量**
碳水化合物	55.6 克
脂肪	1.3 克
蛋白质	19 克
膳食纤维	13.4 克
维生素 E	0.9 毫克
镁	163 毫克
钙	68 毫克
铁	4 毫克
锌	1.93 毫克

数据来源：《中国食物成分表标准版（第 6 版）》

最擅长消除夏季暑湿

扁豆是深受人们喜爱的常见蔬菜，不仅豆子可以吃，豆荚也能食用，而且还可以入药。扁豆的种子分为黑色、白色、红色。中医认为，白扁豆可以健脾和中、化湿消暑，可用于改善脾胃虚弱、食欲缺乏、呕吐泄泻、白带过多等症。

夏季尤其是长夏，天气多湿热，此时脾最容易受暑湿而困，而夏季成熟的白扁豆正好可以发挥健脾化湿的作用，夏季吃扁豆非常有益于养生。

防癌、抗癌、降血糖

扁豆中的植物血细胞凝集素能使癌细胞发生凝集反应，从而发挥抗癌的作用，并可促进淋巴细胞的转化，增强对肿瘤的免疫能力，抑制肿瘤的生长，起到防癌抗癌的效果。

扁豆中所含的淀粉酶抑制物在体内有降低血糖的作用。

扁豆粥
补虚止泻

材料　白扁豆 25 克，大米 50 克。

做法

1. 白扁豆洗净后用清水浸泡一晚。
2. 将大米与泡好的扁豆一起放入砂锅中，加适量清水，大火煮开后转小火熬成粥即可。

此粥可以补脾暖胃、化湿消暑、补虚止泻。

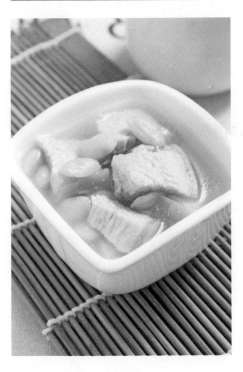

扁豆炖猪肉
补脾暖胃

材料　白扁豆 50 克，猪瘦肉 100 克，盐适量。

做法

1. 猪肉洗净后切块，放入锅中焯水，去掉血腥味；白扁豆洗净。
2. 锅置火上，放入肉块、白扁豆及适量清水，用大火煮沸，改用小火炖 1 个小时。待肉烂豆熟后，加入适量盐即可。

化湿消滞，适用于消化不良患者。

豌豆：健脾补肾的豆族圣品

性味　性平、味甘。

归经　归脾、胃经。

功效　补肝肾健胃、强心利尿。

挑选　色正、饱满、没有失掉水分者为佳。

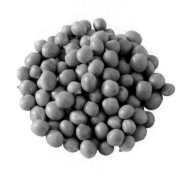

豌豆中丰富的营养成分 （每100克）	
营养成分	**含量**
碳水化合物	65.8 克
脂肪	1.1 克
蛋白质	20.3 克
膳食纤维	10.4 克
维生素 A	21 微克
维生素 E	8.47 毫克
胡萝卜素	250 微克
钙	97 毫克
铁	4.9 毫克
锌	2.35 毫克

数据来源：《中国食物成分表
标准版（第 6 版）》

健脾又养颜的食疗佳品

豌豆俗称青豆，中医认为，豌豆可以补中益气、补肾健脾、和五脏、生精髓、除烦止渴。对慢性腹泻、子宫脱垂等中气不足患者有很好的食疗功效。

豌豆与一般蔬菜有所不同，其所含的止权酸、赤霉素和植物凝集素等物质，有抗菌消炎，增强代谢的功能。豌豆中含有的维生素 A 原可在体内转化为维生素 A，具有润泽皮肤的作用。

健脾通便的抗癌佳品

豌豆中富含膳食纤维，能促进大肠蠕动，保持大便通畅，起到清洁大肠的作用；豌豆荚和豆苗的嫩叶中富含维生素 C 和能分解体内亚硝胺的酶，可以分解亚硝胺，具有抗癌防癌的作用。

豌豆粥
健脾和胃

材料 大米适量，豌豆 250 克，白糖
75 克，糖桂花 5 克。

做法

1. 糖桂花用凉开水调成汁备用。
2. 将大米、豌豆淘洗干净，放入锅内，
加水 1000 克，置旺火上煮沸，撇去
浮沫后用小火煮熬至大米、豌豆
熟烂。
3. 食用时，加入白糖和少许桂花汁，
搅拌均匀即可。

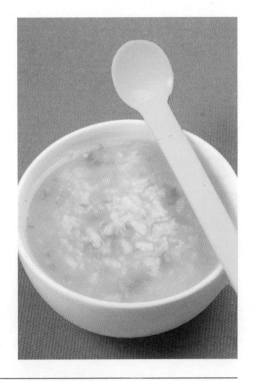

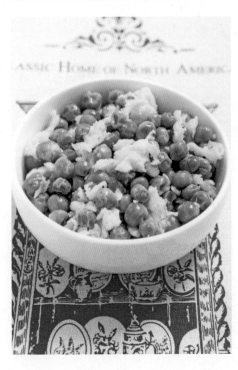

豌豆炒蛋
健脾通便

材料 豌豆 120 克，鸭蛋 2 个，盐、
植物油各适量。

做法

1. 豌豆洗干净，鸭蛋 2 个打匀备用。
2. 锅热加入少量油，倒入豌豆中火炒
至变色断生，加入鸭蛋液，炒熟后
加盐即可。

> 炒熟的干豌豆尤其不易消化，
> 过食可引起消化不良、腹胀等，所
> 以要适量食用。

绿豆：解毒养脾的"济世之良谷"

性味 性寒、味甘。

归经 归心、肝、胃经。

功效 解诸毒、益气、厚肠胃、通经脉。

挑选 颗粒均匀、饱满者为佳。颜色浓绿、富有光泽，煮之易酥的绿豆最好吃。

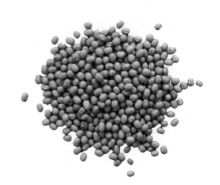

绿豆中丰富的营养成分 （每100克）	
营养成分	含量
碳水化合物	62 克
脂肪	0.8 克
蛋白质	21.6 克
膳食纤维	6.4 克
维生素 E	10.95 毫克
胡萝卜素	130 微克
钾	787 毫克
磷	337 毫克
锌	2.18 毫克
钙	81 毫克

数据来源：《中国食物成分表标准版（第6版）》

清热的佳品

大家都知道炎炎夏日，绿豆汤是解暑止渴的上好饮品，因为绿豆性寒，很好地发挥了清热的功效。绿豆清热，不单单清"暑热"，只要身体里有"火"就可以吃绿豆清火。

绿豆的健肠胃功能就是因为绿豆可以清肠胃之热。因为脾胃互为表里，如果吃了过多的油腻之物，胃就会生热，此时性寒凉的绿豆入胃可降胃火，起到滋养脾胃的作用。另外，还有人用绿豆做成枕芯，来达到清热、明目的保健功效。

利尿、排钠，辅助降血压

绿豆具有利尿的功效，可帮助人体通过尿液排出体内多余的钠，使血细胞中水含量及血管内的血容量降低，心脏输出的血量也会减少，从而减小血液对血管壁的压力，起到辅助降压的作用。

另外，绿豆还具有调节血脂的功效，适合合并冠心病及血脂异常的高血压患者食用。

南瓜绿豆汤
养脾解毒

材料　绿豆 30 克，南瓜 50 克，盐少许。
做法
1. 绿豆洗净；南瓜去皮瓤，切小块。
2. 锅内放清水烧沸，先下绿豆煮沸 2 分钟，淋入少许凉水，再煮沸，放入南瓜块，煮沸后改小火煮至绿豆开花即可。

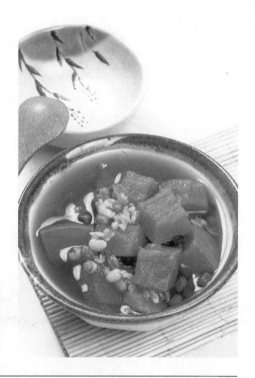

　　不要用铁锅煮绿豆，因为绿豆中的鞣酸会和铁发生化学反应，生成对人体有害的黑色鞣酸铁。

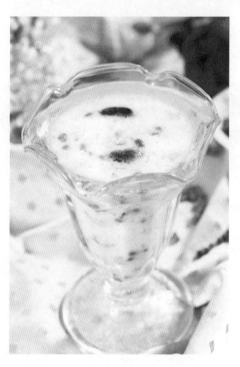

绿豆红枣布丁
清热、利尿

材料　绿豆30克，鲜牛奶250毫升，红枣2～3枚，琼脂10克，白糖适量。

做法
1. 绿豆、红枣洗净，浸泡 4 小时，放入高压锅中煮熟；琼脂用热水浸泡。
2. 鲜牛奶倒入锅中煮沸，加入白糖煮至溶化，将琼脂倒入煮开的牛奶中，小火煮 3 分钟关火，加入煮熟的绿豆、红枣搅匀，倒入杯中晾凉，凝固后即可食用。

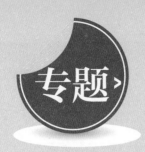

专题

脾虚者需忌讳的食物

性质寒凉，易损伤脾气的食物

豆谷：豆腐、荞麦。

果蔬：苦瓜、菠菜、黄瓜、冬瓜、茄子、空心菜、芹菜、苋菜、茭白、莴笋、黄花菜、枸杞子、茼蒿、莼菜、金针菇、草菇、柿子、枇杷、梨、西瓜、桑葚。

> 性质寒凉的食物应少吃，但不代表不能吃，饮食均衡可以调和食物的寒凉属性。

（荞麦）　　（菠菜）　　（西瓜）

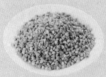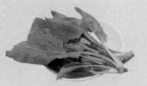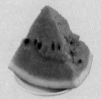

味厚滋腻，容易阻碍脾气运化的食物

鸭肉、猪五花肉、甲鱼肉、牡蛎肉、牛奶等。

（鸭肉）　　（甲鱼肉）　　（牡蛎肉）

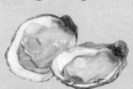

利气消积，容易耗伤脾气的食物

荞麦、萝卜、香菜等。

（荞麦）　　（萝卜）　　（香菜）

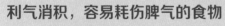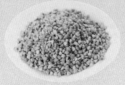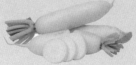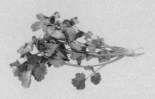

第 **7** 章

打通脾经
经络按摩手到病能除

隐白穴：快速止血治崩漏

隐白穴有健脾统血、补中益气的功效，是健脾的要穴。隐白穴最主要的功效是止血，对各种出血症状都能有效地缓解。

精确穴位

隐白穴位于足大趾内侧趾甲旁 0.1 寸处。

方便取穴

隐白穴在大脚趾趾甲旁 0.1 寸（约 3 毫米）的位置。这个穴位不太好找，因为它特别小，通常要用指甲掐一掐才能掐到这个穴。

按摩手法

用右手食指点按左脚隐白穴 2~3 分钟，感到酸麻胀为宜，而后换左手反向再按一次，每日 2 次。最好选择在 9~11 点进行按摩，此时为脾经最旺盛的时辰，按摩效果最好。

穴位小常识

隐白穴还有一个功效，就是通鼻窍，调理慢性鼻炎、鼻出血。急性流鼻血的时候，可取隐白穴配合上星穴，用强刺激手法，能迅速止血。

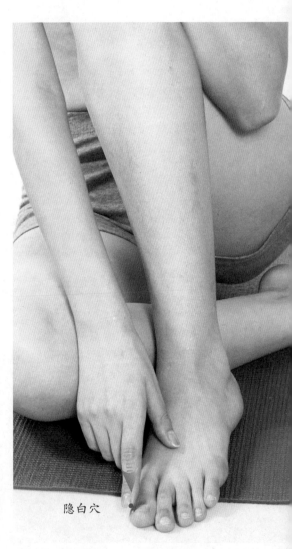

隐白穴

隐，隐秘、隐藏也。白，肺之色也，气也。该穴名意指穴在隐蔽之处，其处色白。

便秘、痔疮出血点按"隐白穴"

中老年人在炎热的三伏天，极易引起便秘，造成痔疮出血、疼痛等症状。但因有些人上了年纪气血亏虚，脾胃虚弱，不宜使用泻下的药物，此时可以点按隐白穴，能促进胃肠蠕动，改善便秘和痔疮疼痛症状。

艾灸隐白穴治妇科血崩

血崩是中医的名称，是形容月经过多或非月经期来月经，像河流决堤，崩泻而下。凡功能性子宫出血、生殖器炎症、肿瘤等妇科疾病均可能造成血崩。

中医认为，血崩的主要原因是冲任两脉不固，脏腑失调。因此应着重补肝健脾益肾，调养冲任，其中又以健脾最为重要。隐白穴是足太阴脾经上的一个重要穴位，按照经络学说的原理，刺激隐白穴有健脾统血、补中益气的功效。

艾灸隐白穴可缓解血崩症状。把艾条的一头点燃后，悬于一侧隐白穴上1.5厘米处，每次悬灸15~20分钟，以隐白穴周围皮色转红有热感为止。先灸一侧，然后灸另一侧，每日可灸3~4次，待出血停止后可再继续灸1~2天，巩固调理效果。灸时患者常常会感到小腹部原有的绷紧拘急感或空虚感消失，心情也随之开朗，经量往往于灸后不久即明显减少。

养脾养健康

养好脾胃应戒烟限酒

烟酒对脾胃有不良刺激，据临床统计，每天抽1盒香烟的人，30%~50%有胃病；每天喝500克酒的人，约70%有胃病。

长期饮酒导致脂肪肝、酒精性肝炎、肝硬化。吸烟不仅影响肺功能，而且对脾胃的影响也很大。

吸烟影响胃黏膜，是导致消化性溃疡难以愈合的一个重要因素。还会引起食道下端括约肌松弛，从而导致食物反流。因此，胃食管反流病患者如果选择戒烟可以明显改善症状。

大都穴：缓解胃痉挛，赶走抑郁

大都穴有泄热止痛、健脾和中的作用，对于胃炎、胃痉挛、腹胀腹痛、急性肠炎、热病都有很好的缓解功效。另外，经常按揉大都穴，可以防止抑郁情绪。

精确穴位

在足趾第1跖趾关节远端赤白肉际凹陷中。

方便取穴

可以用手先摸到大脚趾根部的关节，顺着此关节摸向足内侧，取中点即大都穴。

按摩手法

每天对两只脚上的大都穴进行按摩，10分钟左右为佳，以自己能耐受的时间和力度为准。

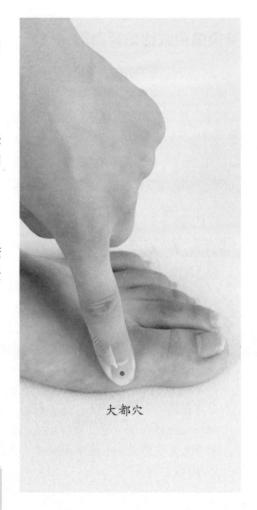

大都穴

穴位小常识

经常按摩大都穴还可以增强消化能力，对腹胀、胃痛、呕吐、泄泻、便秘都有一定的防治作用。

大，穴内气血场的范围大也。都，都市，物质的集散之所也。该穴名意指脾经的气血物质在此聚集。

大都穴赶走抑郁情绪

现在社会上有一类人群，不喜欢出门，整天窝在家里，也就是人们常说的"宅男""宅女"。这个称呼来源于日本，而这群人最大的特点，就是不愿意直接接触社会，万事通过网络解决，整个人沉浸在一个架空的世界中。除了通过网络开展自己事业的人士，不少宅人都有一些情志上的疾病。

这些情志方面的疾病有两个原因，一个是因为先天体质不好，或者出生之后饮食不当损害了自己的体质，随着年纪的增长，愈来愈不愿意见人；另一个是因为对社会期望值过高，一而再再而三地失望，总是思虑过多伤害了体质，以致不愿见人。

按摩大都穴治腿抽筋

有的老年人每晚都会抽筋，通常医院会确诊为缺钙，可吃了大量补钙的药品和食品，都毫无效果。其实这种情况可能是：脾经堵塞，钙无法吸收。这时可以通过每天按揉大都穴来缓解症状，一般来说连按 3 天后腿抽筋就可消失。

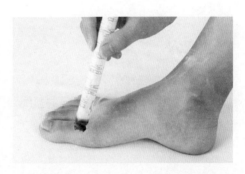

艾灸大都穴
直接把艾条点着，拿手把艾条悬在大都穴上方 2 ～ 3 厘米处，拿点着的一端直对着大都穴。

养脾养健康

🥄🍴 **养护脾胃的饮食原则**

避免一切可使胃酸分泌增加或有损胃肠黏膜屏障功能的饮食，如不吃甜羹、酒酿、八宝饭等过甜食品；不吃咸菜、咸鱼、咸肉等腌制食品；慎食柠檬、话梅等过酸食品；忌用辣椒、芥末、咖喱等味重食品；忌饮浓茶、咖啡、烈性酒等刺激性饮料等。相反可以食用杂粮、芹菜、竹笋、豆芽等含膳食纤维的食物，促进胃肠蠕动。

选低脂、含适量蛋白质与碳水化合物及足量维生素 A、维生素 C、维生素 D、维生素 E，且钙、镁、铁等丰富的食物，如蛋类、果汁、瘦肉、乳类、坚果等。

太白穴：理气运化的健脾要穴

太白穴有健脾和中、理气运化的作用，是健脾要穴。可以调理先天脾虚、肝旺脾虚、脾肺气虚、心脾两虚、病后脾虚等各种问题。

精确穴位

位于足内侧缘，在第1跖骨小头后下方凹陷处。

方便取穴

将一只脚放在另外一条腿上，就能看到脚部中心有一个椭圆形的弧线，即足弓。这个弧线的起点就是太白穴所在的位置。

按摩手法

用食指内侧反复揉按此穴位，有痛感最好，每天10分钟。还有一个比较偷懒的方法，找两粒花生米贴在太白穴的位置，用胶布固定住，两只脚互相踢花生粒的位置，睡觉前取下花生粒即可。

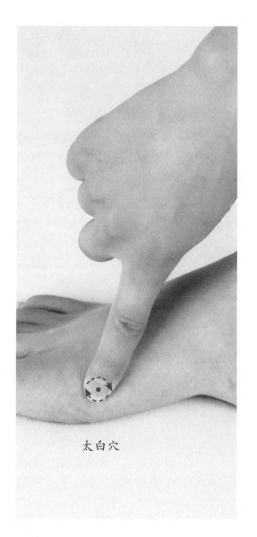

太白穴

穴位小常识

太白穴是脾经的原穴，主管脾经上各个问题，健脾补脾效果比其他穴位都强。另外，太白穴具有双向调节血糖的神奇效果，揉太白穴还可能改善糖尿病。

太白，经穴名。出自《黄帝内经·灵枢》，属足太阴脾经。意指脾经的水湿云气在此吸热蒸升，化为肺金之气。

脾虚的人可以来找太白穴

中医认为，腑脏问题都有相对应的原穴来调理。太白穴就是脾经的原穴，是健脾要穴，平时多按摩太白穴可以增强脾的运化功能，对食欲缺乏、全身无力、腹痛、便溏等腑脏病有很好的作用，还能补后天之本，增强体质。

太白穴还具有双向调节血糖的作用，比如血糖高的可以通过调节此穴让它下降，血糖低的可通过此穴使之上升。有胃痛、腹胀、肠鸣、泄泻、便秘、痔漏、脚气等症状的人，也可以按摩太白穴。

肌肉酸痛也可以来找太白穴

经常不运动的人，突然大量运动就会全身酸痛，其实这也是脾的问题。脾主肌肉，突然的运动让脾气耗损过量，肌肉内部气亏造成酸疼感。这个时候可以尝试用艾灸太白穴来缓解。

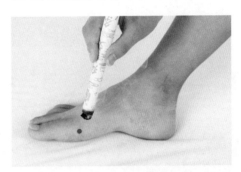

艾灸太白穴
取一小段艾条，在脚两侧的太白穴上用温灸法，灸 30 分钟，可缓解肌肉酸痛。

 养脾养健康

三餐吃好，铺好脾胃健康基石

《千金方》中提到："饮食以时。"就是说，饮食要定时有规律，要做到"早餐吃好，午餐吃饱，晚餐吃少"。一日三餐吃好了，脾胃就会好。

中医圣贤发现了一种十二经脉对应每天十二时辰的规律，这就是"子午流注"。由于时辰在变化，不同经脉中的气血在不同时辰也有盛有衰，中医讲究天人合一，所以人的生活习惯要符合自然规律，要根据腑脏与十二时辰的兴衰联系来饮食。

根据子午流注，辰时（7-9点）是胃工作的时间，这个时间胃气充盈，要吃好早饭，可以养护胃气；未时（13-15点）是小肠当值，可以在小肠精力最旺盛的时候吸收到营养物质；酉时（17-19点），是吃晚餐的最佳时间，晚饭过迟容易导致"胃不和则卧不安"。

公孙穴：消除胸腹部不适

公孙穴有健脾益胃、理气止痛的作用，能通治人胸部、腹部的一切问题。如腹胀、不明原因的腹痛、心痛、胃痛、胸痛等，都可以通过按揉公孙穴来缓解。

精确穴位

在足内侧缘，第一跖骨基底部的前下方，赤白肉际处。

方便取穴

正坐垂足，从足大趾内侧后一关节处往后推按能找到一个弓形骨，弓形骨后端下缘的凹陷处就是此穴。

按摩手法

盘腿端坐，用左手拇指按压右足公孙穴，逆时针按揉15次，顺时针按揉15次。然后用右手拇指按揉左足公孙穴，手法同前。

> **穴位小常识**
>
> 内关穴和公孙穴配伍可调理心、胸、胃、腹等疾患，如原发性低血压、心绞痛、胃肠道不良反应。

公孙，即公之辈与孙之辈，是说穴内气血物质与脾土之间的关系。

公孙穴

胃反酸、饥饿难耐时可按公孙穴

临床发现，70%的胃病与胃酸有关。大多数人都曾有过反酸、烧心（即胃灼热）等胃部不适等症。出现这些症状时，针刺公孙穴、内关穴、梁丘穴等，有抑制胃酸分泌的作用。

公孙穴为脾经"络穴"，八脉交会穴之一，通于冲脉。胃蠕动加强，胃酸分泌增加，则会出现饥饿感。公孙穴的作用就是抑制胃酸分泌，所以对于想减肥却饥饿难耐者，意守此穴，或者按揉刺激此穴，皆可达到耐饥的目的。

胃痛也可以来找公孙穴

胃痛是以胃脘部近心窝处发生疼痛为主的疾患。其发生多由感受外邪、饮食不节或情志刺激，或中焦虚寒，失于濡养，致气机阻滞，不通而痛。病位在胃，多与肝、脾有关。用艾条灸足三里穴、公孙穴，能改善症状。

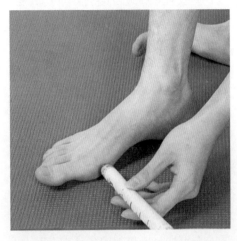

艾灸公孙穴

双手自持点燃艾条，先灸双足三里穴20分钟，再灸双公孙穴10分钟。以自感温热为度，每日早晚各灸1次。

养脾养健康

既病防变，养好脾胃

出现脾胃不适要及时检查治疗，定期复查。有萎缩性胃炎的人，一般一年复查一次，连续2次以上复查病变没有明显变化，可以减少检查次数。胃溃疡患者需在治疗后，每2个月复查一次。由于严重溃疡要与胃癌区分鉴别，定期检查非常重要。

另外还要特别注意身体报警的一些症状，如莫名其妙的消瘦，大便发黑，严重的食欲减退，腹胀或者吞咽困难等。出现这些症状要及时就诊，进行相关的检查，以预防病变的发生发展。

三阴交穴：妇科病首选穴

对女性来说，三阴交穴尤其重要，可以说是女人的"不老穴"。它是妇科病的"灵丹妙药"，有人因此把它称为"女三里穴"。可健脾益血、调肝补肾，调理月经，改善皮肤，能帮助女性维持年轻，延缓衰老，推迟更年期。

精确穴位

在脚内踝尖上3寸，胫骨后方凹陷处。

方便取穴

找到胫骨，也就是我们平时所说的小腿迎面骨。找到内踝高点，向上3寸处（即除拇指外其余四个手指并起来的宽度），在胫骨的后侧凹陷处取穴。

按摩手法

五指立起来放到穴位上，先用力向下按压，然后再用大拇指按揉1分钟，间隔一会儿后，再揉1分钟。这种手法特别适合于三阴交等下肢穴位，因为下肢部的穴位肌肉比较丰厚，用力点下去再揉的话可以有比较持久的刺激作用。

穴位小常识

三阴交穴对很多慢性疾病有很好的调理效果。例如，三阴交穴和合谷穴配合按摩，可以达到很好的止痛效果。另外，很多人的胖是一种水肿的感觉，通过按揉三阴交穴，可以很快起到塑形的作用。脸肿、手肿、下肢肿这些由于水分布失常而出现的问题都可以通过按摩三阴交穴得到缓解。

三阴交，是足三阴经交会处，为立体交会，依肝、脾、肾为浅深层次，因此而得名。

三阴交穴

女人养生找三阴交穴帮忙

三阴交穴是脾、肝、肾三条经络交集的穴位，是人体的大补穴。三阴交穴可以帮助女性维持年轻、延缓围绝经期，保持女人的魅力。长期坚持按压，能缓解各种妇科病、紧致肌肤、消除水肿。所以说，女人养生按摩三阴交穴最好。

每天 17-19 点，按揉三阴交穴 15 分钟左右，能促进任脉、督脉、冲脉畅通，有助于保养子宫和卵巢。其中，任脉主管人体全身之血，督脉主管人体全身之气，气血畅通，女人就会面色红润，睡眠踏实，皮肤和肌肉不垮不松。

有痛经的女性可在月经来前约一周开始，每天花 3 ~ 5 分钟按摩合谷穴和三阴交穴（直至产生酸胀感），对缓解痛经有很好的效果。

肌肉松弛也可以来找三阴交穴

中医认为，脾主肌肉，随着年龄的增长，人的肌肉逐渐变得松弛，显现出老态，常揉三阴交穴可健脾，从而减缓肌肉变松弛的进程，使女性保持健康的肌肉状态。

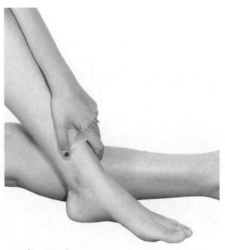

按摩三阴交穴

养脾养健康

脾主长夏，长夏养好脾

脾主长夏，我们在长夏尤其要注意养脾气。夏季阳气盛，易上火，进补应以清补为主，结合健脾、祛暑、化湿等方法进行调补，饮食可选用绿豆、西瓜、丝瓜、冬瓜、黄瓜、番茄、草鱼、鲫鱼等，以及药食两用的银耳、莲子、山药、陈皮、山楂等。在夏天用金银花、乌梅、麦冬、菊花等煎汤代茶饮，有益心脾健康。对于胃口不好、舌苔厚腻的人群，应结合健脾化湿的方法，选用山药、党参、茯苓、西瓜翠衣（西瓜皮）、扁豆等煎汤代茶饮。

漏谷穴：利水祛湿找此穴

漏谷穴有健脾胃、利水除湿的功效，是健脾要穴。按摩该穴可以调理腹胀、肠鸣、小便不利、遗精、下肢痿痹、消化不良等问题。

精确穴位

小腿内侧，内踝尖上6寸，胫骨内侧缘后际。

方便取穴

胫骨内侧缘后际，内踝尖直上量6寸处即是。

按摩手法

用大拇指按揉穴位，每天1~3次，每次10分钟。

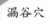

漏谷穴

内踝尖

穴位小常识

因快节奏的生活，不规律的饮食习惯，使人们的胃异常脆弱，稍不注意饮食，就会出现消化不良、胃酸、胃胀等各种胃病症状。每天坚持按揉漏谷穴10分钟，再注意生活习惯，症状就会有所缓解。

漏，漏落也。谷，五谷也、细小之物也。该穴名意指"有谷子漏出来"，也就是食物进入胃里后，还没有消化好，营养还没来得及吸收，就从身体里排了出去，中医将这种情况称之为"完谷不化"。

腿酸可以来找漏谷穴

很多朋友每天下班回到家，觉得腿肚子酸麻胀痛，而且比早上的时候肿一圈。遇到这种情况可以在白天上班时点揉漏谷穴，尤其是在上午 9~11 点脾经气血最旺的时候点揉效果最好。这样晚上回到家时，腿就不酸了。

消化不良可以来找漏谷穴

何为"漏谷"？就是有谷子漏出来之意，也就是食物进入胃里后，还没有消化好，营养还没来得及吸收，就从身体里排出去了，即直接"漏"出去了。中医将这种情况称之为"完谷不化"，而漏谷穴恰能解决消化不良等问题。

现代医学研究证实，艾灸刺激漏谷穴，可使胃肠蠕动有力而规律，并能提高多种消化酶的活力，增进食欲，帮助消化。

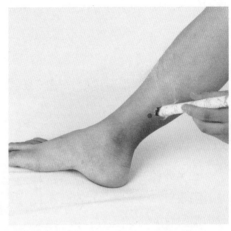

艾灸漏谷穴
取一小段艾条，对着漏谷穴用温灸法，灸 30 分钟可以缓解消化不良。

养脾养健康

脾胃虚寒应多吃热性食物

温热食物适合脾胃寒凉疼痛、消化不良，有虚寒证的脾胃病患者食用。可选用的食物有羊肉、牛肉、鸡肉、鱼肉、鸽肉、鹌鹑、猪肝等肉制品，韭菜、胡萝卜、刀豆、蚕豆、芥菜、香菜、葱、大蒜、生姜、洋葱、南瓜等蔬菜，以及荔枝、黑枣、糯米、红糖等。

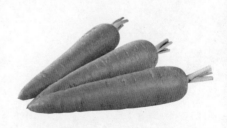

地机穴：解痉镇痛，治痛经

地机穴有较强的解痉镇痛、行气活血、健脾渗湿的功效，可调理腹痛、泄泻、小便不利、水肿、月经不调、痛经、遗精等症。

精确穴位

位于人体的小腿内侧，阴陵泉穴下3寸。

方便取穴

正坐或仰卧位，在阴陵泉穴直下3寸，阴陵泉穴与三阴交穴的连线上，胫骨内侧面后缘处取穴。

按摩手法

用食指指腹点按地机穴周围，寻找最敏感点，用拇指的指腹由轻及重地按压敏感点，以能忍受为度。坚持按压1分钟，每天进行1~2次。

穴位小常识

地机穴配三阴交穴可治痛经；配血海穴，有调经的作用，主治月经不调；配隐白穴可治崩漏；配阴陵泉穴可调理股内侧痛。地机穴还可以调理腹胀、腹痛、食欲缺乏等脾胃方面的问题。

地，脾土也。机，机巧、巧妙也。该穴名意指本穴的脾土微粒随地部经水运化到人体各部，运化过程十分巧妙。

地机穴

缓解痛经试试地机穴

在寒冷的冬季，不少怕冷的女性在每个月经期的那几天更是纠结，因为在冬天痛经情况更加严重。为了缓解痛经，女性除了做好保暖工作之外，不妨试试按摩地机穴。

地机穴为脾经之郄穴，是经气深集的部位，具有较强的解痉镇痛、行气活血之功，气行则血行，脉道充盈，气血流畅，经筋和缓，疼痛自止。

突然胃疼，按捏小腿上的地机穴

小腿肚内侧的足太阴脾经与脾胃经络相连，经常按捏这一部位的地机穴和漏谷穴，可以强健脾胃。如果出现急性胃疼，按捏此处可以立刻起到缓解疼痛的作用。

揉捏时，可先找到小腿肚的腓肠肌内侧，然后用拇指对准该处按揉，也可将拇指和其他四指相对，先自上而下，再自下而上按捏。按揉的程度，根据自己感觉疼痛的程度而定，一般应按揉到出现酸痛感才有效果。每次按揉 20 次左右，一日 2~3 次。

按摩地机穴，调理急性腹泻

急性腹泻是一种很让人苦恼的疾病。发生急性腹泻时，不妨按摩一下可以调治腹泻的特效穴——地机穴。地机穴有健脾益气、理气和胃的功效，可以调理腹痛、腹泻、痢疾等。

养脾养健康

夏季醒脾法

用生蒜泥 10 克、糖醋少许拌食，有醒脾健胃之功，而且可以预防肠道疾病。也可用山楂条 20 克、生姜丝 50 克，食盐、糖、醋少许拌食，有开胃健脾之功。砂仁蒸鲫鱼可以醒脾开胃、利湿止呕——用鲜鲫鱼 1 条，砂仁 3 克（研末），油、盐、豆粉、葱丝、姜丝各适量。先将鲜鲫鱼去鳞去内脏，洗净；用油、盐、葱丝、姜丝同砂仁末一起放入鱼腹内，再用豆粉封住刀口，放在容器内盖紧；隔水蒸熟即可食用。

阴陵泉穴：祛湿消炎，解小便不畅

阴陵泉穴是足太阴脾经上的合穴，有清利湿热、健脾理气、益肾调经、通经活络的作用。长夏属于梅雨季节，湿气最重，按此穴位调理可以减少暑湿对脾胃的伤害。

精确穴位

位于小腿内侧，胫骨内侧髁下缘与胫骨内侧缘之间的凹陷处。

方便取穴

单腿屈膝踩在凳子上，阴陵泉穴位于小腿内侧，膝下胫骨内侧凹陷中，与阳陵泉相对。

按摩手法

用食指指端放于阴陵泉穴处，先顺时针方向按揉2分钟，再点按半分钟，以酸胀为度。

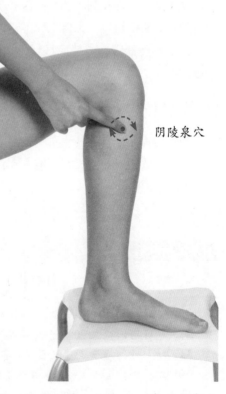

阴陵泉穴

> ### 穴位小常识
>
> 阴陵泉穴常用于调理急慢性肠炎、细菌性痢疾、尿潴留、尿失禁、尿路感染、阴道炎、膝关节及周围软组织疾患。配足三里穴、上巨虚穴主治腹胀、腹泻；配三阴交穴主治腹寒；配中极穴、膀胱俞穴、三阴交穴主治小便不利；配水分穴主治水肿。

阴，水也。陵，土丘也。泉，水泉穴也。该穴名意指脾经地部流行的经水及脾土物质混合物在本穴聚合堆积。

祛湿，治各种炎症

中医认为，阴陵泉穴属足太阴脾经之合穴，主治脾肾二经症候。此穴有温、运中焦，清利下焦之功。故凡由中焦虚寒与下焦湿热所致的病症皆可选用此穴施治。

如此说来，阴陵泉穴是一个祛湿的要穴。而人体湿气大就容易滋生细菌，引起水肿，以及各种炎症，包括皮炎、皮疹等。另外，脾是生痰之源，是管湿气的，如果湿气多了运化不出去，就会变成痰饮。所以，要从根本上解决生痰的问题就要健脾，而每天坚持多按揉阴陵泉穴，有助于健脾祛湿。

按摩阴陵泉穴治"尿不净"

慢性前列腺炎是中老年人的常见病，常表现为小便不畅，即解小便时，需等待一会儿，才能慢慢解出。有时伴有尿不净，需再等一会儿，才能解净。按摩阴陵泉穴位可使患者解小便自如。

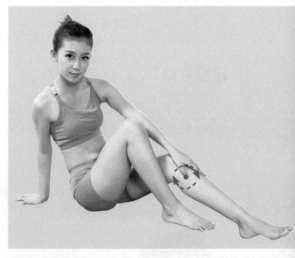

按摩阴陵泉穴

两腿都需要按摩，每次按摩100~160下，每日早晚按摩一次，一般按摩2周即可见效。

 养脾养健康

脾胃实热应多吃寒凉食物

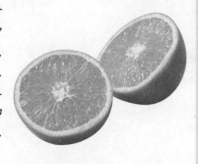

寒凉食物适合实热证的脾胃病患者食用。脾胃实热常表现为大便不通、牙龈肿痛、口渴等。可选择的食物有海带、紫菜、蘑菇、竹笋、莲藕、白萝卜、苋菜、菠菜、芹菜等蔬菜类，大麦、荞麦、粟米、绿豆等谷豆类，还有苹果、梨、香蕉、橙、柚子、橄榄、菠萝、猕猴桃、李子、甘蔗、枇杷等水果以及茶叶等。

血海穴：活血化瘀，通畅气血

血海穴是生血和活血化瘀的要穴，有通畅全身气血的作用。血海穴也是女性保健最常用穴位之一，能通治各种与血有关的疾病，不管是出血、瘀血，还是贫血、血不下行，都可选用此穴。

精确穴位

在大腿内侧，髌底内侧端上2寸，当股四头肌内侧头的隆起处。

方便取穴

平坐，双腿自然放平，一腿屈膝，将腿绷直，在膝盖内侧会出现一个凹陷下去的地方，在凹陷的上方则有一块隆起的肌肉，顺着这块肌肉摸上去，顶端即是血海穴。

按摩手法

用指尖用力点按血海穴1分钟，会有明显的酸胀感觉，两侧血海穴轮流点按3~5次。

> ### 穴位小常识
> 血海穴还有一个特殊功效：止痒。取艾条或香烟灸此穴2分钟，常会有意想不到的效果。

血海穴

血，气血。海，海洋。该穴名意指本穴为脾经所生之血的聚集之处。

月经不调可以找血海穴

月经不调多数是体内气血失衡所造成的，有的女孩月经过少，可以点按血海穴来生血。还有的女孩来月经时小腹疼痛，按压血海穴能够缓解。方法是：两个大拇指重叠按压这个穴位。痛经的时候通常左腿也会一起痛，因此，多刺激左腿血海穴。要是在腰上放一个暖水袋效果会更好。

眼睛酸胀干涩也可以来找血海穴

很多人用眼过久后，会觉得眼睛酸胀，干涩，有的还会出现手脚麻木的现象，其实这是肝血虚的症状。为什么呢？因为肝开窍于目，在液为泪，在体为筋，所以肝血虚了就不能营养眼睛和筋脉，就会出现眼睛酸胀、视物不清、手脚麻木的症状，此时可选用血海穴来

补足肝血。因为肝木克脾土，我们就要"扶土"，补脾血。

每天上午的 9~11 点，是脾经气血最旺盛的时候，人体的阳气也正处于上升趋势，所以直接进行按揉血海穴就行了。

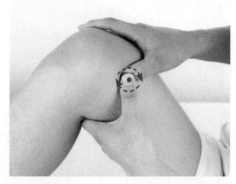

按摩血海穴

用拇指按揉血海穴，每侧 3 分钟，按揉时不要太用力，只要能感觉到穴位有微微的酸胀感即可。

养脾养健康

脾胃病要对证食养

慢性萎缩性胃炎患者、胃酸过少者，应经常吃一些酸味食物，如酸奶、酸性水果等，以刺激胃液分泌，帮助消化，增加食欲；胃酸过多者，可吃点苏打饼干，以中和胃酸；有明显腹胀者，应尽可能不吃或少吃易产气的食物，如土豆、洋葱、煮黄豆等。

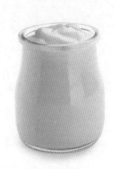

大横穴：每天5分钟，减肥促消化

大横穴具有温中、健脾、理肠的功效，能有效保护肌肉，增强脾胃运化能力，减缓脂肪堆积。按摩大横穴可调理便秘、肠绞痛，以及虚寒引起的腹痛、腹泻。

精确穴位

位于肚脐旁开4寸处，肚脐旁一横掌，两边各一。

方便取穴

取穴时，肚脐向左右六指宽处即为大横穴。

按摩手法

每次用大拇指或食指按压双侧大横穴100下即可。

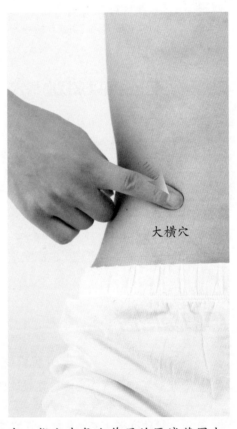

大横穴

穴位小常识

大横穴还有除湿散结、理气健脾、通调肠胃的作用。大横穴配关元穴对调养糖尿病有益；配中脘穴、天枢穴对缓解便秘有帮助。

大，指穴内气血作用的区域范围大。横，指穴内气血运动的方式为横向传输。该穴名意指本穴物质为天部横向传输的水湿风气。

久坐伤肉，不妨艾灸大横穴

科技的迅速发展给生活带来了很多的便利，有的时候正是由于过多的便利让人变得"懒惰"，工作时坐在电脑前、上下楼有电梯，忙碌一天回家接着上网、玩手机……便利让大家变成了"久坐一族"。《黄帝内经·素问》中说："五劳所伤……久坐伤肉。"伤肉其实就是伤脾。脾主肌肉，长时间坐着缺乏运动会导致肌肉无力，一旦肌肉受到损伤，脾功能也会受到影响，久而久之就会造成脾虚。

脾喜动，运动是健脾的最好方法，如果没时间有计划的做运动，可以用艾灸大横穴的方法健脾。

每天按一按，减肥促消化

久坐还会让人长"小肚子"，这是脾运化失调导致的腹部脂肪堆积。

每天早晚用中指指腹按压大横穴，每次3~5分钟，可以促进消化，还能防止腰腹部肥胖。

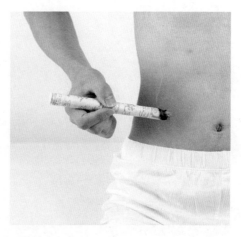

艾灸大横穴
手持点燃的艾条，将艾条燃头对准大横穴，距离皮肤2～3厘米处，每次灸治10～20分钟。

养脾养健康

夏季养脾三法

温脾。夏天贪食生冷，容易寒积脾胃，影响消化功能，此时可用较厚的纱布袋，内装炒热的食盐100克，置于脐上3横指处，有温中散寒止痛之功。葡萄口味甘平，主筋骨、温脾、益气培元、强力，常食可减肥轻身、延年益寿。

养脾。散步能养脾健胃，使食欲增加，气血畅通，四肢轻快。

健脾。老年人宜常按摩腹部，可仰卧于床，以脐为中心，沿顺时针方向用手掌旋转按摩20次。

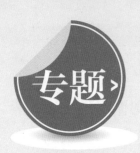

足太阴脾经

主治病症

　　本经腧穴主治脾胃、妇科、前阴病及经脉循行部位的其他病症，如胃脘痛、呕吐、嗳气、腹胀、便溏、黄疸、身重无力、舌根强痛、下肢内侧肿胀、足大趾运动障碍等。

最佳按摩时间

　　上午9~11点是脾经运行的时间，在这段时间里按摩效果是最好的。拍打脾经5~10分钟，可以健脾养胃，防治脾胃常见疾病。

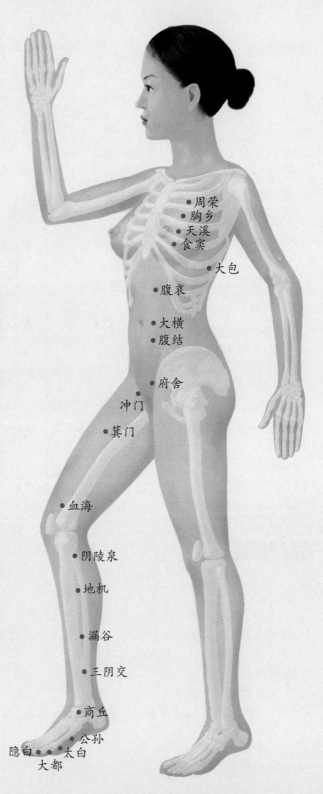

周荣
胸乡
天溪
食窦
大包
腹哀
大横
腹结
府舍
冲门
箕门
血海
阴陵泉
地机
漏谷
三阴交
商丘
公孙
隐白
太白
大都

第**8**章

养脾要从细节做起
生活中的养脾学问

脾胃喜动，但要运动有方

缺乏运动是脾胃功能失调的一个重要因素，适量运动对脾胃大有裨益。但养脾不能盲目运动，更要注重运动中的各种细节。

养脾运动要"慢慢"来

生命在于运动，在世界卫生组织提出的现代健康四大基石——合理膳食、适量运动、戒烟限酒、心理平衡中，"适量运动"位居第二，可见运动是身体健康的重要因素，健康的脾胃也离不开合理的运动，名医华佗认为："动摇则谷气得消，血脉流通，病不得生。"

运动养脾不宜追求速度、刺激和激烈，而应该以改善身体亚健康状态为目的，多做一些"慢运动"，享受整个健身过程，适当的"慢运动"能对脾胃虚弱的人起到促进消化、增进食欲、增强脾胃功能的作用，能使气血生化充足、精气神旺盛。

养脾要注意细节

1. 有脾胃病的人最好是在饭后2小时再运动，而且在运动时要注意加强腰腹肌训练、做提肛运动，学会腹式呼吸法。

2. 不要在饭前做运动。汽车运动需要燃油，人体运动也离不开能量，如果饿着肚子做运动，此时身体的燃料不足，再运动就会损伤身体。可以在运动前吃一些容易消化又能提供能量的食物，如燕麦粥。

3. 可以边听音乐边运动，但是不要一边看书一边运动。看书时需要集中注意力，边看书边运动会让你精力分散，运动质量下降。

4. 忌运动到大汗淋漓，过量出汗会使人体大量缺水，有可能导致抽筋、眩晕。因此，运动时一是要控制运动总量，不能过量运动；二是要及时补充水分，适当休息。

5. 不要运动完后立即洗澡。运动后毛孔张开，如果马上冷水浴会使血管立即收缩，机体抵抗力降低，容易生病；如果热水浴，就会增加皮肤内的血液流量，导致心脑供血不足，出现头晕甚至休克。

慢跑是养脾的最佳运动

　　慢跑是最适合养脾的慢运动，可以促进肠胃蠕动、增强消化功能。常在空气清新的户外进行慢跑，能让脾胃保持年轻不衰老。慢跑还是锻炼心脏和全身血管的好方法。慢跑的时候肺提供的氧气是平时的8~10倍，可以刺激心脏和血管，增强心肺功能和耐力。慢跑的同时还可以减轻体重，提高身体的代谢机能，调节大脑皮质功能，令人精神愉悦。

　　脾胃病患者在慢跑时要注意运动量和身体的消化功能相适应，跑步时不能过饥或者过饱。年轻人可以选择天气晴好的早晨跑步，而中老年人最好选择傍晚时适量运动，这样对心血管系统最为有利。

　　慢跑的路段要选在环境清幽、道路平坦、空气清新的地方，慢跑时衣着要宽松舒适。

　　慢跑要注意对运动强度的控制，平时就不怎么锻炼或者体质较差的人，可以先用慢跑和走路交替的方法坚持一段时间，跑或走根据自己的劳累程度调节。随着身体逐渐适应之前的运动强度后，可以适当增加运动量。

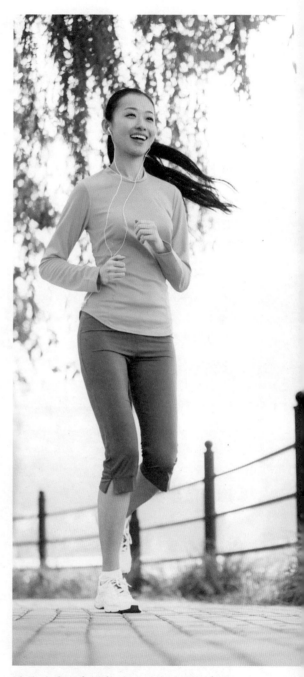

慢跑时要注意调整呼吸，使呼吸频率和步伐一致，按照两步一吸、两步一呼；或者两三步一呼、三步一吸。

散步是最简单的养脾运动

我国有一句古话："走为百练之祖。"世界卫生组织也曾明确指出："世界上最好的运动是步行。"步行是一种安全、简单、锻炼强度容易控制的有氧运动。如果觉得慢跑很难坚持，不妨通过散步养脾。

散步养脾法

1. 选择路面平整、风景优美、空气清新的地段；选择一双相对柔软的鞋子。

2. 步行速度分为慢速、中速和快速3种。慢速为每分钟60~70步，中速为每分钟80~90步，快速为每分钟90步以上。

3. 步行时，步履宜轻松，步行时要配合呼吸，建议边走边做腹式深呼吸，如3步1吸，5步1呼。

摩腹散步法

中医有一种"摩腹散步"的养生运动方式，可以帮助我们调整人体的脾胃功能，防治消化不良和慢性肠胃疾病。"摩腹散步"养生法需在饭后半小时进行，一边散步一边双手交替按摩腹部，步速保持在每分钟40~60步，双手旋转按摩腹部1周，正反向交替进行，每次5~10分钟为宜。

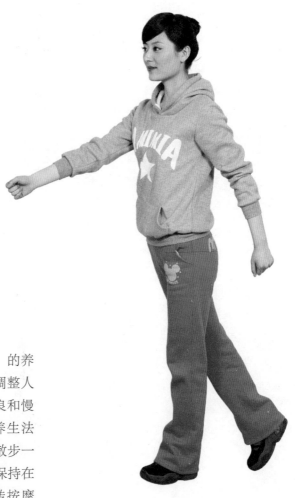

快步走1小时（约6000步），可以促进脾胃运化，帮助消化。

踢毽子，边玩游戏边养脾

踢毽子不仅是一项古老的体育运动，而且是一项很好的养脾运动，能促进血液循环和提高代谢，达到充盈脾气、改善脾脏功能的作用。

传统运动也养脾

踢毽子起源于汉代，至今已有2000多年的历史了。宋代集市上就有专门卖毽子的店铺，明清时开始有正式的踢毽子比赛。踢毽子不仅能愉悦人们的生活，而且对身心健康极为有益。除了改善脾胃功能，踢毽子对静脉炎、脉管闭塞、静脉曲张、血栓形成、痔疮、颈椎病、腰椎间盘突出、糖尿病等症也有很好的改善调理作用。

盘踢法

1.一腿站立，支撑身体，另一腿膝关节向外张。

2.向内、向上摆动小腿，用踝关节内侧踢毽子，等毽子落到膝盖以下位置时，抬脚再次踢起，可以单脚持续踢，也可以用双脚轮流踢。

拐踢法

1.一腿站立，支撑身体，另一侧大腿放松。

2.小腿发力向身体后斜上方摆动，用踝关节向外侧踢击。

3.当毽子距离身体较远时，可以抬起大腿去接踢。

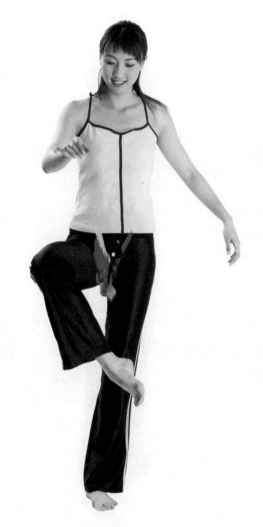

踢毽子可以反复刺激脚上的公孙穴、太白穴等穴位，对养脾健脾很有帮助。

八段锦，调理脾胃臂单举

　　八段锦是民间传统的健身功法之一。整套站势功法共八个动作，故名"八段"，包括"两手托天理三焦，左右开弓似射雕。调理脾胃须单举，五劳七伤望后瞧。摇头摆尾去心火，两手攀足固肾腰。攒拳怒目增气力，背后七颠百病消"。因动作舒展优美，如锦缎般优美、柔顺，故名为"锦"。坚持练习可使身轻体健、行动灵活、气机流畅、骨正筋柔。

　　八段锦的八个动作中，以"调理脾胃须单举"对养脾的功效最大。练习时，衣着需宽松，上举手臂时没有被牵扯的感觉；注意呼吸吐纳，静心安神，意想

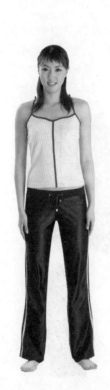 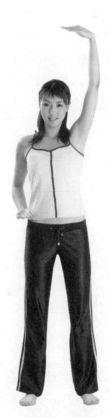

1 全身放松，自然站立，两脚分开与肩同宽，两臂在体侧自然下垂。

2 左手从左侧朝上举，举到头顶上，掌心向下，指尖向右，同时右手朝上移，移到腰间。

体内之气贯穿腹部、胸部，直上头顶，循环往复。本式一左一右为一遍，共做 3 遍，每天做 2 次。

这个动作养脾的原理，主要是通过左右上肢一松一紧的上下对拉，使位于腹部、胸部、背部的穴位、脏腑都得到刺激，尤其对脾经、胃经有显著的循经导引的作用，达到调理脾胃、脏腑经络的作用。

此外，"调理脾胃须单举"还能锻炼臂膀，缓解脊椎疼痛，增强上肢、肩膀的灵活性和稳定性，有利于防治颈椎病、肩关节炎、肩膀酸痛等病症。

如果平时较忙，没时间练习全套八段锦，不妨在休息时多做这个招式，只要每天练习几次即可。

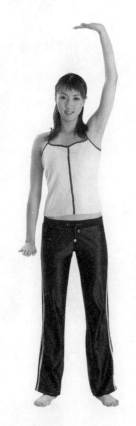

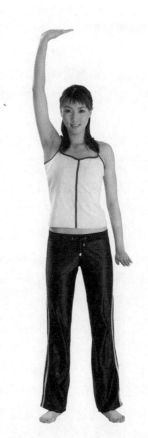

3 接着左掌翻掌尽力朝上托，右手掌心朝下，指尖向前，用力下按。

4 然后左手从体侧放下，掌心朝下，右手从体侧上举，举到头顶，掌心朝上，指尖向左，右掌用力向上托，左掌用力向下按。

小腿集中脾胃经，
闲时别忘动动脚

　　从中医角度来看，一般脾胃功能强的人，站立时脚趾抓地也很牢固，因此，如果你的脾胃功能不好，不妨常锻炼脚趾。对脾胃虚弱的人来说，经常活动脚趾能起到健脾养胃的作用。从经络看，胃经经过脚的第二趾和第三趾之间，管脾胃的内庭穴也在此部位。

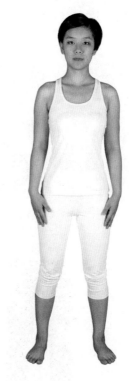

　　活动脚趾强脾胃：如排队等候的时候、在地铁或者公交车上站立的时候，如果条件允许，不妨双脚紧贴地面，与肩同宽，用脚趾反复练习抓地和放松，相互交替，这样能对小腿上的脾经起到很好的刺激作用。还可以每日抽一点时间，练习用第二趾和第三趾夹东西，坚持下去，胃肠功能就会逐渐增强。

　　还可以顺手将小腿从上到下依次按摩一次。因为小腿上集中了脾胃经的多个穴位，如管脾经、肝经的足三阴经在小腿内侧，管胃经、胆经的足三阳经在小腿外侧，能够健脾的足三里穴在小腿外侧膝盖下3寸。按按这些经络和穴位，都可以起到健脾养胃的作用。

　　每日睡觉前不妨顺着脚趾的方向按摩，以达到泻胃火的目的；逆着脚趾的方向按摩，对脾胃虚弱、腹泻者也有一定的辅助调理效果。

　　练习注意事项：将小腿从上到下依次按摩，力度以能够承受为度，按后觉得舒服就行了；不要在过饱和过饥时按摩；努力坚持每日睡前按摩3次。需要注意的是，儿童脾胃的穴位和成人不同，因此，儿童不要选择这种方法来健脾养胃。

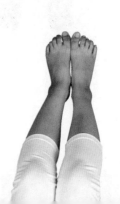

擦丹田：增强胃肠功能

　　擦丹田指擦下丹田（在脐下 3 寸处），有健脾益肾的作用，能增强胃肠功能，改善肠道疾病。其具体做法如下。

操作方法：

　　1.将两手交叠放在脐下小腹中央，同时上下摩擦 30 次，以渐感发热为度。

　　2.再将左右手交叠，旋转摩擦丹田30～100次，左右手转换。

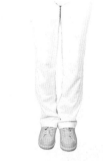

扭腰：健胃防便秘

　　扭腰锻炼能减少腰腹部脂肪和赘肉，增强腰腹部肌力，并强化内脏功能，对便秘和消化不良有显著效果。具体做法如下。

操作方法：

　　1.站立，双手插腰，上体向左右扭转，双腿不动。

　　2.也可坐在床沿上，两手抱头，左右扭转腰肢。练习 50 次。

小贴士

高血压、头晕者要慢转，防止跌倒。

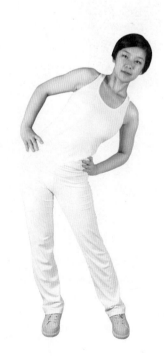

五禽熊戏，大补脾胃

五禽戏是我国的传统健身方法，由五种模仿动物的动作组成。据说由东汉医学家华佗创编。五禽戏的健身效果被历代养生家称赞，其中的熊戏对养脾胃非常有帮助。

五禽戏养生

"五禽之戏"的动作遍及全身，是一套能使全身肌肉和关节骨骼都得到放松舒展的医疗保健体操，实用性非常强。身体健康的时候练习，能使"身体轻便"；身体不舒服、生病的时候练习，则"亦以除疾"。五禽戏的指导思想是"动摇则谷气消，血脉流通，病不得生，譬犹户枢不朽是也"，这一精辟见解在隋唐时期著名医学家孙思邈"凡病皆由血气壅滞，不得宣通"的论述中得到总结与发扬，对后世医学的发展有极其重要的影响。

五禽	虎	猿	熊	鸟	鹿
五脏	肝	心	脾	肺	肾
五行	木	火	土	金	水

五禽戏有五种，为什么我们单独说熊戏呢？这是因为五禽、五脏、五行是一一对应的，熊对应的是五脏中的脾，所以练习熊戏，对我们的脾胃大有裨益。熊戏分为熊运和熊晃两种动作，学练熊戏时，要意守丹田，想着熊的神态，及习性，效仿熊晃、熊的握拳方式等，达到养生健脾的功效。

意念是非常重要的，在练习时配合动作，可以意想自己置身于幽深静谧的森林中，阳光透过树叶暖洋洋地散落在身边，有清风拂面，能嗅到青草花香，同时要全身放松，沉稳安详，将形、神、意、气融合在一起，这样在练习时才能充分地领会熊戏的精髓，达到神形相交、天人合一的境界。

五禽戏中找熊戏，熊戏补脾看熊晃

夏季天气炎热，不少人都喜欢窝在空调房中贪凉，但是室内外温差较大，容易使很多人出现滞食、消化不良、食欲不振等症状，这时不妨练练五禽戏中的熊戏之熊晃式。练熊戏时要在沉稳中寓于轻灵，将其剽悍之性表现出来，习练熊戏有健脾胃、助消化、消食滞、活关节等功效。

练习方法：

1.全身放松，自然站立，两脚分开与肩同宽，两臂在体侧自然下垂，意念集中于中宫穴。

2.身体重心向右移动，左髋上提，牵拉左侧腰部肌肉，随后重心向左移动，右髋上提，牵拉右侧腰部肌肉。

注意事项：在做前靠和后坐的动作时，随着肩部的前后移动，同侧腰部要压实，起到按摩内部脏腑的功用。

练习功效：熊戏主脾，"熊晃"时，身体左右晃动，疏肝理气，亦有健脾和胃之功效。

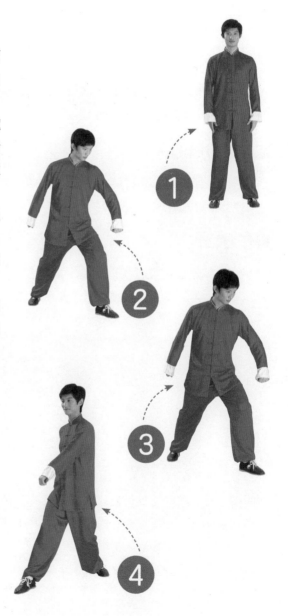

"呼"字功：保卫中气不生邪

六字诀是一种吐纳法，现存文献最早见于我国南北朝时梁代陶弘景所著的《养生延命录》中。它是通过"嘘、呵、呼、呬、吹、嘻"六个字的不同发音口型，唇齿喉舌的用力不同，以牵动不同的脏腑经络气血的运行，达到锻炼内脏、调节气血、平衡阴阳的目的。

"呼"字功健脾

"呼"字属土，有健脾，治腹胀、腹泻、食欲不振、肌肉萎缩、皮肤水肿的作用。在空气清新的地方，多练习发出"呼"字音，可以提高食欲，保护胃肠。

练习中的口形

口形：撮口如管状，唇圆似筒，舌放平用力前伸，微向上卷。

操作方法

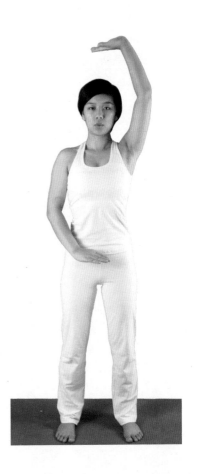

1.双脚分开直立，与肩同宽。两膝微屈，头正颈直，含胸收腹，直腰拔背，两手臂自然下垂，全身放松。

2.采用腹式呼吸，用鼻吸气，用口呼气，舌尖轻抵下牙。

3.呼吸调顺后，两手自小腹前提起，手心朝上，至脐部并口吐"呼"字音，目视前下方，左手外旋上托至头顶，同时右手内旋下按至小腹前。

4.呼气尽吸气时，左臂内旋变为掌心向里，从面前下落，同时右臂回旋掌心向里上穿，两手在胸前交叉，左手在外，右手在里，两手内旋下按至腹前，自然垂于体侧。

5.练习5~10分钟后，静养3分钟，调息。

练太极，阴阳调和能利脾

太极拳不仅仅是一个武术项目，更是一项非常好的健身运动。不论是男女老少，身体强健还是体弱多病者，都可以练习太极拳。太极拳特别适合现代上班族，尤其是那些平时饮食不规律、工作压力大的朋友。因为太极拳不仅可以很好地改善脾胃功能，还能缓解焦虑。

太极拳运动使呼吸加深，腹式呼吸使腹肌和膈肌上升，对肠胃、肝脏起到了按摩的作用，从而改善了消化道的血液循环，促进消化功能，可以预防十二指肠溃疡、胃下垂、便秘等。

女性朋友可以多练太极拳——女性本身体质弱，不适合剧烈的运动，而太极拳具有轻、柔、绵、缓的特点，最适合女性练习。另外，由于受生理上的影响，女性朋友的气血易于亏损、不调，容易出现贫血、脾虚、肾虚、内分泌紊乱等问题，这样会让自己提前衰老，而练习太极拳可以让人保持年轻。

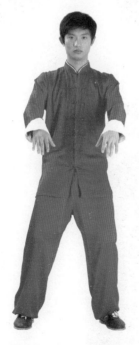 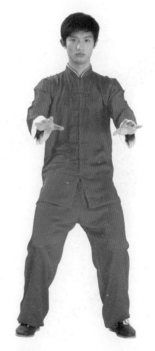

1 虚灵顶劲。指练习太极拳时，始终保持头容端正，颈部轻轻向上领起，有绳提之意。

2 含胸塌腰。指在开胯屈膝的同时胸脯向内微微含住，心气下降，两胁微束，腰部自然下塌。

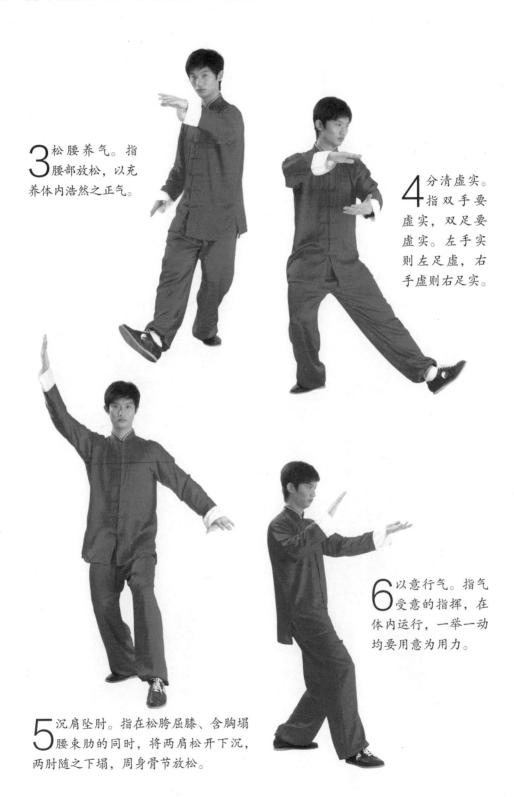

3 松腰养气。指腰部放松，以充养体内浩然之正气。

4 分清虚实。指双手要虚实，双足要虚实。左手实则左足虚，右手虚则右足实。

5 沉肩坠肘。指在松胯屈膝、含胸塌腰束肋的同时，将两肩松开下沉，两肘随之下塌，周身骨节放松。

6 以意行气。指气受意的指挥，在体内运行，一举一动均要用意为用力。

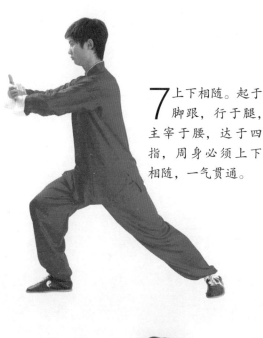

7 上下相随。起于脚跟，行于腿，主宰于腰，达于四指，周身必须上下相随，一气贯通。

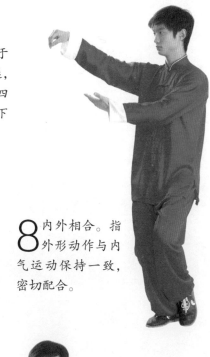

8 内外相合。指外形动作与内气运动保持一致，密切配合。

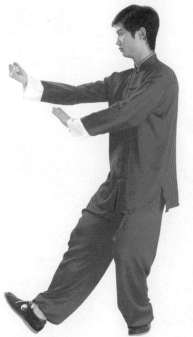

9 招式相连。指打一整趟太极拳不仅一动全动，周身相随，而且招式之间不丢不顶，圆转自如，一气呵成。

10 动中求静。必须在绝对的、永久的动之中求得相对的、暂时的静，并于短暂的体形静态之中继续完成意念运动。

搓搓耳朵，活血调脾胃

　　人体的"十二经脉，三百六十五络，其气血皆上于面而走空窍……其别气走于耳而为听"，说明经络气血向上达到耳朵部位，是耳朵主管听觉功能的物质基础。因此，通过对耳朵上穴位的按摩，能够起到疏通经络、调节阴阳、行气活血的作用，以达到养生保健的效果。

　　耳朵上有调和脾胃的不同反射区，如神门、胰、胆、肝、内分泌、胃、肾上腺、交感等，针对不同的脾胃病症，可以选择不同的反射区。

脾胃虚弱，怕凉，食欲不佳，四肢乏力。	选取脾区和胃区。
情绪引起的胃痛，排气较多。	选取肝区、脾区和胃区。
脾胃虚弱，腹泻，吃油腻腹泻加重。	选取脾区、胃区、大肠区和小肠区。
胃痛苦口、泛酸水。	选取胆区和胃区。

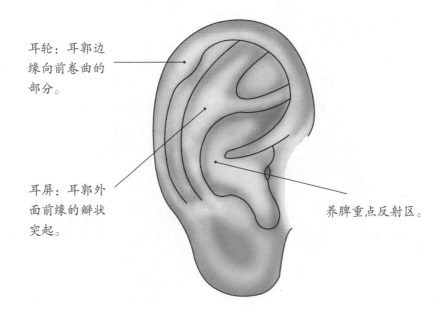

耳轮：耳郭边缘向前卷曲的部分。

耳屏：耳郭外面前缘的瓣状突起。

养脾重点反射区。

耳正面反射区

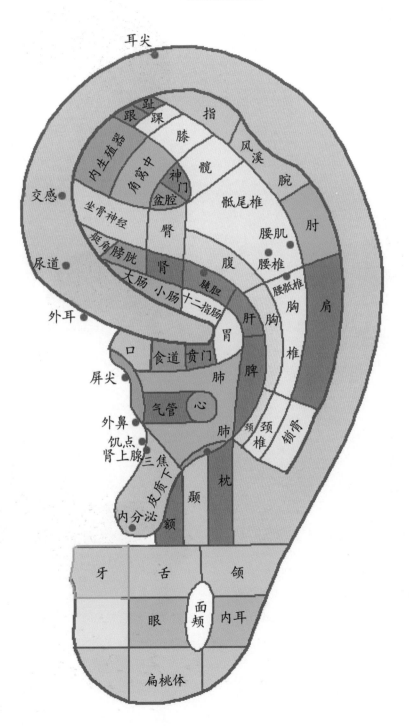

搓耳根

食指在前、拇指在后贴在前后耳根部位，揉捻3分钟，直到耳根部分发热为止。用这个手法按摩耳根能够提高耳内血液循环，可以活血通络、调和脾胃。

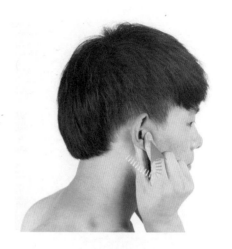

双手拉耳朵

两手握空拳，拇指在后，食指弯曲在前，用拇指、食指捏住耳垂向下拉，拉108下。然后，中指在前，食指在后，食指和中指叉开搓耳根，搓108下，可以活血通络、调和脾胃。

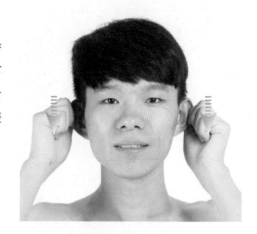

按摩耳郭

目视前方，用双手的拇指和食指按摩耳郭，从上往下拉4次后停顿一下，共拉扯9次。然后用食指和中指夹住耳根上下来回反复搓擦，至耳部潮红、发热为宜。按摩耳郭可以补肾强精，达到先天补养后天的作用，健运脾胃。

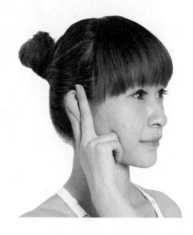

按压劳宫穴，刺激脾胃阳气

手部蕴藏着人体的全部信息，内脏异常可以从双手中反映出来，同理，对手部相应穴位的按摩，也能够传递到体内病变的脏腑。因此，健手如健身，保健从手做起。坚持做手部按摩，可以调节脏腑功能，使人体阴阳平衡，增强机体免疫力，进而达到防病健身、增强体质、延缓衰老的目的。

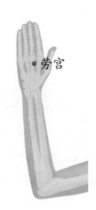

劳宫穴在握拳屈指时中指尖处。

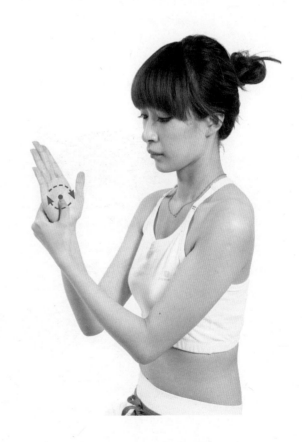

劳宫穴： 有"长生不老穴"之称，按摩此穴位可以刺激脾胃的阳气生发，可以提高免疫力、强身健体，同时缓解疲劳。

取穴： 在手掌心，第 2、3 掌骨之间，偏于第 3 掌骨。

按摩手法： 用拇指指腹按揉劳宫穴 1~3 分钟，两只手交替进行，每天 2 次。

足底按摩，改善脾胃病

俗话说"千里之行，始于足下"，人体的 12 条经络中，有 6 条起源于足部，所以通过足底按摩来刺激穴位，可以调节人体全身功能，防治脏腑病变。

人体的五脏六腑在脚趾上都有相对应的穴位。脾经就是从大脚趾开始的，沿着内侧往上运行；胃经，经过脚的第 2、3 趾之间。因此，经常活动脚趾也相当于给脾胃二经做了按摩。经脉顺畅了，脾胃功能自然就跟着变好了。

在进行足底按摩的时候，需要有 4 点注意事项：

1. 按摩前先用热水泡脚 15 分钟或者用热毛巾擦洗。

2. 月经期间的女性，不宜刺激性腺反射区。

3. 按摩时要避开骨骼突起处及皮下组织较少的反射区，以免挤伤鼓膜。

4. 按摩后喝 300 毫升左右的温开水。

同时，选好鞋子对脾胃功能的影响也很大。"鞋子不合脚，胃病会来到"是有一定道理的，因为鞋子合脚，脚底的经络穴位才能正常地发挥功能，与脾、胃相关的区域随之功能正常。所以，不要穿不合脚的鞋子，以免影响脚底穴位，导致身体疲劳影响脾胃功能。

穿一双干净、舒适、合脚的鞋子，其实是在保养我们的脾胃。

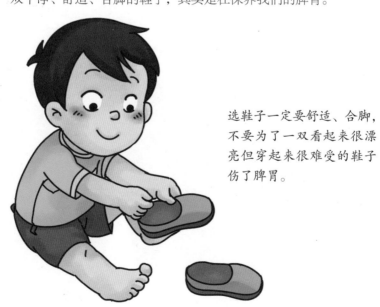

选鞋子一定要舒适、合脚，不要为了一双看起来很漂亮但穿起来很难受的鞋子伤了脾胃。

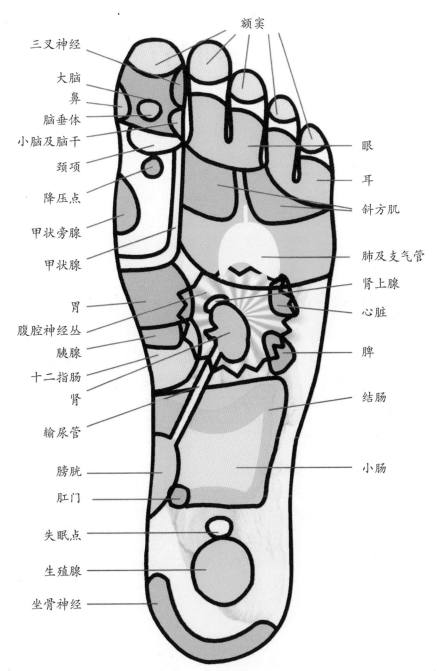

三叉神经
大脑
鼻
脑垂体
小脑及脑干
颈项
降压点
甲状旁腺
甲状腺
胃
腹腔神经丛
胰腺
十二指肠
肾
输尿管
膀胱
肛门
失眠点
生殖腺
坐骨神经

额窦

眼
耳
斜方肌
肺及支气管
肾上腺
心脏
脾
结肠
小肠

温馨提示：

脾反射区：脚掌第4、5跖骨之间，距脚心1横指位置处。

胃反射区：位于双脚脚掌第1跖趾关节下，脾反射区旁边位置处。

没有食欲的时候，可以经常按摩胃、脾、小肠、胰、腹腔神经丛等反射区，健脾助运、增强食欲。

脾胃强壮操，去脾胃寒湿

中医基础理论认为，脾和胃同属于消化系统，机体营养物质的消化吸收主要依赖于脾和胃的生理功能，因此，称脾胃为"后天之本""气血生化之源"，喜燥恶湿是脾的生理特性之一。

每当季节转换，或是受了寒凉、暑湿等，脾胃虚弱的人都易有胃脘胀痛、消化不良等诸多不适，暴饮暴食或过食油腻、甜食等，都会引起脾的"运化功能"失常，而使"水湿内停"。如黄梅季节暑湿极易困阻脾胃，使湿从内生，导致脾胃功能障碍。下面教给大家三节简易的强壮脾胃操，经常练习，对健康大有裨益。

跨腿扶膝护肠胃（立姿）

1.双脚打开两倍肩宽，脚尖朝前，双手扶膝微蹲马步。

2.身体上下起伏，上半身保持挺直，弯膝蹲更深的马步，注意膝盖不超过脚尖。

3.每次1～2分钟。可视自身耐力，量力而行锻炼。

功效：可巩固下盘，强化下半身肌力，往下蹲时可促进肠胃蠕动。

双手按摩肚皮舞（坐姿）

1.坐在椅子上，双手交叠贴腹。

2.吸气，挺胸，直背，用力往前挺出上半身，身体微微后仰。

3.吐气，缩胸，弯腰，双手用力往腹部压。

4.每次20～30下。可视自身耐力，量力而行锻炼。

功效：配合腹肌收缩可按摩腹内肠胃，促进肠胃功能。同时也可以右上左下旋转按摩腹部100～200次（亦可站着做）。

手握双脚屁朝天（躺姿）

1.首先坐下，双手握脚板，将双脚收至腹部前方。

2.维持这个姿势向后躺。

3.腹部用力，双手依然紧握脚板，背部往前后方向滚动。注意颈部切勿扭伤。

4.每次1～2分钟。可视自身耐力，量力而行锻炼。

功效：可促进肠蠕动，使排气顺畅。

三个小动作，健脾助消化

人体腹腔有许多重要器官，如脾、胃、胰、小肠、大肠、肝、胆等，这三个小动作可以增强脾的运化功能，促进消化。

练习方法

1. 牵拉腹部：膝盖弯曲，两手向前伸直，使上身扬起，眼睛看肚脐部位。

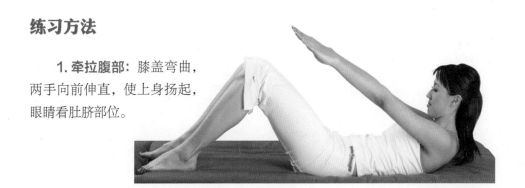

2. 收腹提臀：脸朝上平躺，收腹，以臀部、腰部、背部顺序上抬，再以相反的顺序放平。

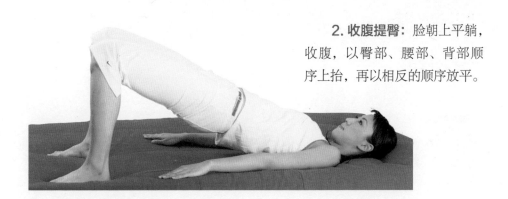

3. 抱膝压腹：仰卧，抱双膝于胸前，用上肢紧抱膝部；在将膝关节抱向胸部时，用力压向腹部；松开上肢，放下双腿。

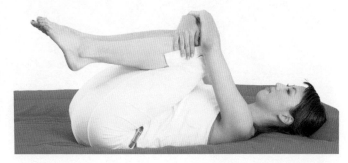

药浴泡脚，温升脾阳

民间有"养树需护根，养人需护脚"的俗语，足部的药浴一直是历代医学家所推崇的养生方法，药浴泡脚可以促进血液循环、提高身体代谢、消除疲劳、改善腑脏功能等。

四季泡脚各有裨益

中医理论中，一年四季用药浴泡脚各有裨益：春天有助开阳固脱；夏天有助除暑湿；秋天可润肺濡肠；冬天泡脚，可除丹田湿邪。对于脾虚的人来说，长期坚持中药泡脚，可以温运脾阳、强身健体。

足浴的四项注意：

1. 泡脚时间以 15~30 分钟为宜，不宜过长。
2. 水温保持在 40 摄氏度左右为宜，不可过高。
3. 饭后半小时不宜泡脚。
4. 药浴泡脚最好选木盆或者搪瓷盆。

慢性结肠炎

药浴材料： 山药、莲子、藕、百合、菱角各 20 克。

方法： 煎水浴足。每天 1 次，每次 30 分钟。

功效： 适用于脾胃气虚的结肠炎。

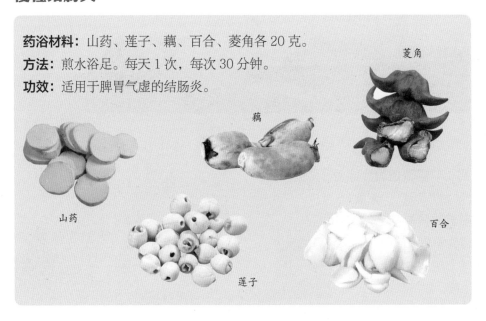

菱角

藕

山药

莲子

百合

胃疼

药浴材料: 延胡索、肉桂、吴茱萸、丁香、荜茇各 15 克;没药、乳香各 12 克;艾叶 10 克。
方法: 加水煮 20 分钟,凉至合适温度。浴足每天 1 次,每次 30 分钟。
功效: 调理寒性胃痛。

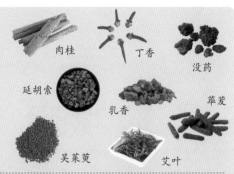

肉桂　丁香　没药　延胡索　乳香　荜茇　吴茱萸　艾叶

药浴材料: 柴胡、当归、白芍、白术各 10 克、茯苓 15 克、甘草 5 克、薄荷 2 克。
方法: 加水煮 20 分钟,凉至合适温度。浴足每天 1 次,每次 30 分钟。
功效: 调理肝气犯胃。

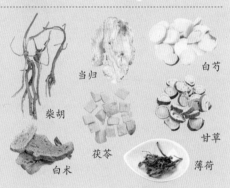

当归　白芍　柴胡　甘草　白术　茯苓　薄荷

胃下垂

药浴材料: 黄芪 30 克、党参 20 克、山药 6 克。
方法: 煎水浴足。每天 1 次,每次 30 分钟。
功效: 适用于脾胃气虚。

药浴材料: 五倍子 15 克。
方法: 煎水浴足。每天 1 次,每次 30 分钟。
功效: 适用于脾胃气虚证、腹泻。

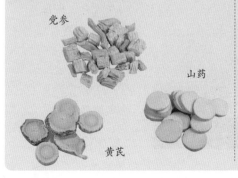

党参　山药　黄芪

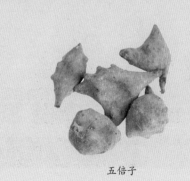

五倍子

以酒为浆，脾胃定遭罪

中医认为酒是湿热之品，而脾又喜燥而恶湿，因此，长期喝酒必然影响脾的运化功能，导致湿热停滞于脾，影响正常的生理功能。

《黄帝内经》中提到："以酒为浆，以妄为常，醉以入房，以欲竭其精，以耗散其真，不知持满，不知御神，务快其心，逆于生乐，起居无节，故半百而衰也。"由此可见，如果拿酒当"琼浆玉液"来喝，不加节制，人不仅容易酒后失德，而且还很容易伤脾。

醉酒后很多人都会呕吐，几乎要把心、肝、肺都吐出来一样，伤害身体自然不用多说。另外，有高血压或心脑血管疾病，需要长时间服药的患者，千万不要长期饮酒，因为酒可能会改变某些药物的药性发挥，产生不良后果。

为了自己的身体健康，不仅要适量饮酒，而且要注意不要把白酒和啤酒混在一起喝。

白酒是用玉米、高粱、红薯等粮食或者果品，经过发酵、蒸馏等过程而来，因为酒精含量高，所以又被叫作烧酒、高度酒。啤酒是用大麦芽为主要原料发酵而成，属于低度酒精饮料，有"液体面包"之称。如果喝酒的时候，白啤混搭，啤酒中的二氧化碳会使白酒中大量的酒精进入细胞，造成酒精长时间停留体内且不易排出，增加脾胃负担。

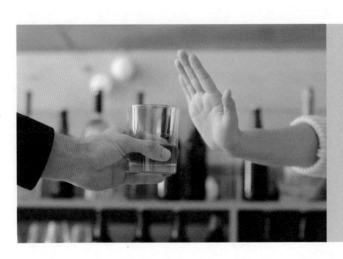

中国的酒文化源远流长，中国人喜欢在酒桌上增进感情，但是要有度，要掌握方法，不要过度饮酒，以防伤肝、伤脾胃，更不要酒后驾驶。

健康饮酒五注意

1. 酒量要适度。

经常听说"你很能喝啊",其实这不是一种夸奖,不要因为这句话沾沾自喜,喝起来无节制。饮酒适量,是非常重要的一点。宋代邵雍诗中说:"人不善饮酒,唯喜饮之多;人或善饮酒,难喜饮之和。饮多成酩酊,酩酊身遂疴;饮和成醺酣,醺酣颜遂酡。"其中"和"就是适度的意思,意思就是说喝酒要掌握好一个度。

2. 酒要温饮。

清代医学家徐文弼说酒"最宜温服",因为"热饮伤肺""冷饮伤脾"。酒不宜热饮,因为酒性本热,如果再热着喝,就会导致燥热,损伤脾胃。

3. 掌握饮酒时间。

酒不宜夜饮,《本草纲目》中记载:"夜气收敛,酒以发之,乱其清明,劳其脾胃……因而致病者多矣。"另外,从四季气温来看,冬天严寒比较宜于饮酒,有助于温阳散寒。

4. 饮酒养生要有选择。

根据中医理论,老年人、气血运行迟缓者、阳气不振者,以及体内有寒气、瘀滞者比较适合饮酒养生。如果选择药酒,要根据自己的体质和药用功效,区别对待,不能一概用之。

5. 养生需坚持。

孙思邈曰:"凡服药酒,欲得使酒气相接,无得断绝,绝则不得药力。多少皆以为度,不可令醉及吐,则大损人也。"任何一种养生方法都是贵在坚持,饮酒养生也是如此,适量饮酒,坚持方可受益。

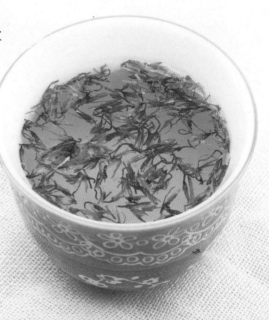

根据自己的体质和酒的药用功效来选择养生药酒,每天适量饮用,慢慢改善体质。

多捏脊背，改善脾胃虚弱

所谓的捏脊背，就是用手捏起脊背上的皮肉，往上提，从尾椎骨一直捏到颈椎骨。因为我们的后背正中有督脉通过，捏脊时能够舒畅督脉进而影响其他阳经，促进经脉疏利、气血流畅，使身体机能得到有效改善，因此脾胃虚弱的人可以通过此法来调养脾胃。

另外，在捏脊背的时候，不仅是捏脊柱正中的督脉，而且也捏拿了脊柱两旁的膀胱经。膀胱经上分布着背俞穴，所以捏脊背在振奋阳气、调整腹脏功能方面的作用也非常突出。

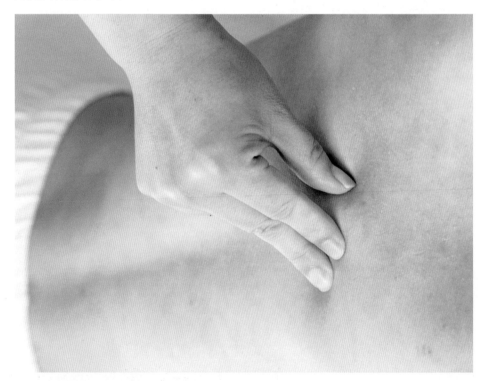

1.在进行捏脊背时，被捏的人面朝下趴在床上，保持背部平直，并且放松。

2.捏的人，将两手的中指、无名指和小指握成半拳状。食指半屈，用双手食指中节（即靠近拇指的侧面），抵在尾椎骨处；大拇指和食指相对，向上慢慢捏起皮肤的同时轻轻捻动。

3.双手交替进行，从长强穴（在尾骨下方，尾骨端与肛门连线的中点处）捏至大椎穴，以皮肤发红发热为宜。

没事儿敲敲牙，养胃又健脾

《修龄要旨》曰："齿之有疾，乃脾胃之熏蒸。每晨睡醒时，叩齿三十六遍，以舌搅牙龈之上，不论遍数，津液满口方可咽下。每作三次乃止。"可见，"叩齿""咽津"这两个运动虽小，却对脾胃有非常好的保健作用。

叩齿咽津和脾胃有什么联系呢?

叩齿，就是上下牙齿轻轻叩击，可以健齿。牙齿健康，则食物容易被嚼细，这样就能减轻胃消化的负担，从而可以养胃；咽津，是指将口腔中分泌的唾液随时咽下，而"脾在液为涎"，"涎"是唾液中较为清稀的部分，唾液具有帮助食物消化的功能，经常叩齿可以催生唾液，帮助胃腐熟食物和脾的运化、升清，减轻脾胃负担，达到健脾养胃的效果。明代医家龚居中说："津即咽下，在心化血，在肝明目，在脾养神，在肺助气，在肾生津，自然百骸调畅，诸病不生。"

按照《修龄要旨》中轻轻叩齿 36 次后，用舌头在口腔里搅动，让口腔中的唾液更加丰沛起来，然后闭眼，意归丹田，将唾液分 3 次慢慢咽下。如此简单的动作，可以每天随时做，既不耽误工作，又能强肾健脾。

叩齿吞津法

功效：强健肾气，充盈肾精。

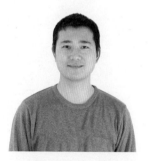
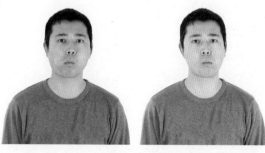

1. 双唇微启，摒除杂念，保持心神宁静，上、下牙相叩。叩齿次数因人而异。

2. 叩击结束后，用舌在口腔内搅动，用力要柔和自然，先上后下，先内后外，搅动 36 次。然后鼓腮将口中的津液含漱数次，最后分 3 次徐徐咽下。

练练内丹功，养脾气、强身体

　　内丹功以人体精、气、神为修炼对象，让气按照一定的线路在人体经络间有节奏地运行，在运行中不断地吐故纳新，不仅有助于养脾肾，改善人体素质，祛病健身，而且能激发人体青春活力。

　　内丹功最基本的方法就是气沉丹田，丹田在人体中有三处，两眉之间的印堂穴称为"上丹田"——炼神；两乳之间的膻中穴称为"中丹田"—— 炼气；脐下1.5寸的气海穴称为"下丹田"—— 炼精。脾肾处下丹田，肾又被称为先天之本，就是用先天养后天，炼肾精以养脾气。

　　排除杂念，用意念不断调动人体各部位的气，从上丹田运行至中丹田，向下丹田汇聚，配合腹式呼吸，从而使丹田之气逐渐充盈，让人体的生命能量不断贮存于下丹田。

　　当下丹田的能量随着长时间的锻炼而充盛至极时，丹田之气就会自满四溢。此时，就可以通经活络，促进人体的气血运行，从而实现滋养五脏、保健强身的作用。

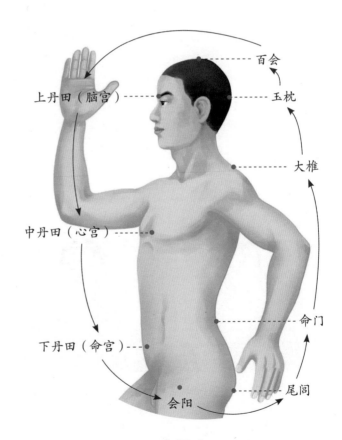

内丹功

养脾胃也要分"南北"

　　我国幅员辽阔、地大物博，南北气候差异也很大。所以，地理位置不同，健脾养胃的方法自然也不同。

　　我国北方气候寒冷，很容易被寒气侵体，容易出现脾胃虚寒的症状，此时最好在饮食中加入温暖脾胃的食物，如牛羊肉、栗子、桂圆等，有利于助推阳气，从内温暖脾胃、滋养气血。由此看来，在东北生活的人很适合喝汤，可以起到驱除体内寒气的作用。

　　南方地区潮湿温热，脾胃容易被湿热困扰，使其消极怠工，容易出现胃部憋闷、食欲缺乏、身体疲乏等症状，此时饮食中最好加入一些性平的食物，如木耳、黄豆、苹果、山药、鸡肉等，有助于增加胃动力，脾胃强健才会促进湿邪排出。薏米是很好的祛湿健脾食材，湿气重的人常吃薏米很有好处。甜食容易助湿生热，所以在南方生活的人不宜多吃甜食。

　　总之，要想脾胃健康，我们在日常生活中要注意饮食，让身体从内到外得到调养，健康每一天。

　　生活在南方地区的人可以多吃点黄豆，有助于祛除体内湿热，调养脾胃。

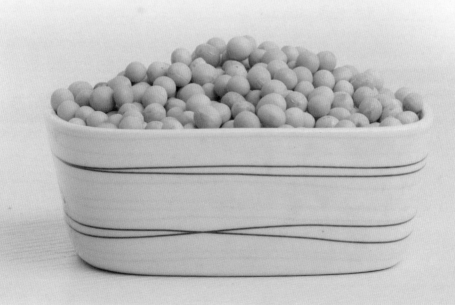

附录 1 >>>

儿童养脾的按摩疗法

　　很多父母会发现，自己的孩子吃东西非常挑，而且经常消化不良。吃得多了容易食积；吃得少了，孩子瘦得让人心疼；吃下稍凉一点的东西，又容易拉肚子。其实这都是脾弱的表现——幼儿脾脏还非常娇嫩，功能发育也不完善，所以脾脏很容易因为不平衡而出问题。当小儿消瘦或者过胖、脸色发青或呈土黄色、厌食、大便次数多、拉肚子时，做父母的就可以为孩子用"补脾土"的方法进行按摩。当然，如果孩子出现食积、脾气暴躁等症状时，也可以适当清一清脾土，但清法不宜多用。

补脾经

位置： 位于拇指桡侧面或拇指末节螺纹面。

方法： 旋推拇指螺纹面 400～600 次。也可将小儿拇指弯曲，从指尖向指根直推为补。

功效： 用于缓解脾胃虚弱引起的食欲缺乏，消化不良，消瘦，咳嗽等。

清脾经

位置： 位于拇指桡侧面。

方法： 将小儿拇指伸直，自指根向指尖方向直推为清。

功效： 用于缓解恶心呕吐、腹泻痢疾、皮肤发黄等。

注意： 小儿脾常不足，一般多用补法，体壮者才能用清法。

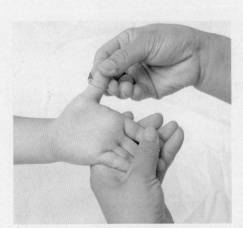
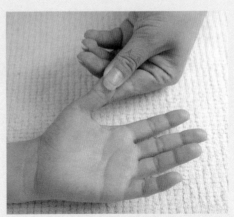

按揉脾俞穴

位置： 在背部，找到幼儿颈后最高凸的椎骨，向下数11节胸椎，左右旁开一指处即是脾俞穴。

方法： 用拇指指端按揉脾俞穴 100 次左右。

功效： 调理呕吐、腹泻等症。多与补脾经，按揉足三里穴合用。

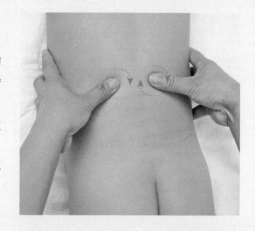

摩中脘穴

位置： 在上腹部，前正中线上，脐上4 寸。

方法： 用中指指端按揉中脘穴30~50次。

功效： 健脾和胃，降逆通腑，消食止胀。

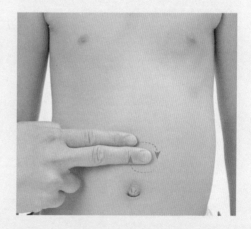

摩揉腹部

位置： 骨盆和胸部之间的身体部分。

方法： 以一手掌面顺时针摩揉腹部5 ~ 10 分钟。

功效： 调理小儿脾失健运型厌食症。

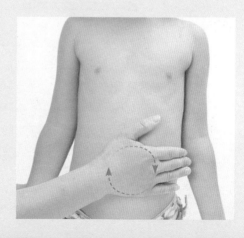

按揉足三里穴

位置： 位于小儿小腿的外侧，约在外膝眼下三寸，小腿骨外1横指。

方法： 用拇指指端按揉足三里穴50次。

功效： 健脾和胃，调中理气，导滞通络，调理婴幼儿便秘。

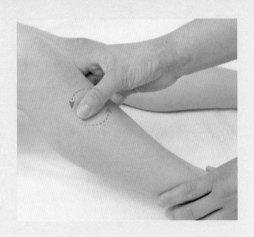

揉神阙穴

位置： 神阙穴位于肚脐正中。

方法： 食中二指并拢，放在孩子神阙穴上，轻轻按揉1～3分钟。

功效： 消食化积，增强体质。

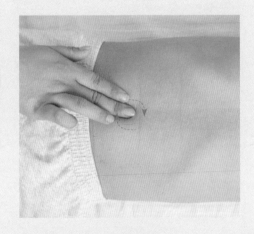

推七节骨

位置： 位于背部正中线，第四腰椎至尾椎骨端。

方法： 用双手的拇指自上而下或自下而上直推小儿后背七节骨300次。自上而下推称为推上七节骨，自下而上推称为推下七节骨。

功效： 推上七节骨能温阳止泻；推下七节骨能泄热通便。

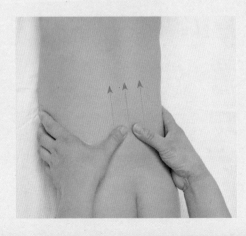

揉板门穴

位置： 双手手掌大鱼际平面。

方法： 用拇指指端按揉板门穴 200 次。

功效： 常用于调理乳食积滞、腹胀、呕吐、嗳气等。

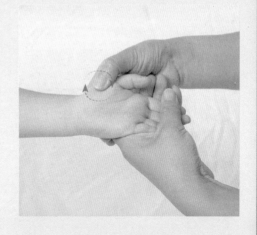

按揉龟尾穴

位置： 位于尾椎骨的末端。

方法： 用拇指指端按揉龟尾穴 300 次。

功效： 龟尾穴为督脉经之长强穴，其性平和，能止泻，也能通便。多与推七节骨配合使用。

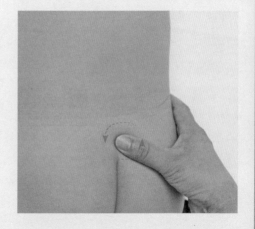

捏脊

位置： 后背脊椎。

方法： 用拇指顶住小儿后背肌肤，食指、中指前按（其余两指自然摆放），三指同时提拿肌肤，双手交替捻动。自下而上，沿着脊椎向前推行，每捏 3 次向上提拿 1 次。反复操作 5 次。

功效： 健脾消积，可调理便秘。

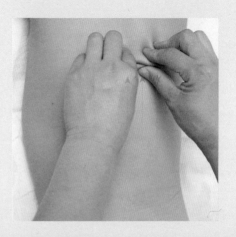

附录 2 >>>

儿童养脾胃的热门食谱

脾胃功能不好的孩子需注意不要吃生冷、油腻的食物，可多吃些米粥或者米糊等。家长要注意孩子的饮食量，不要让孩子餐餐都吃得过饱。

陈皮红枣饮

材料： 红枣 2~3 枚，陈皮 10 克。

做法：

1. 铁锅内放上红枣，炒至微焦。

2. 加入洗净的陈皮，倒入适量水煎15分钟。

功效：

凡是有脾胃虚弱、食欲缺乏、疲乏无力、大便稀溏等症状者，都可以用此方来调理。

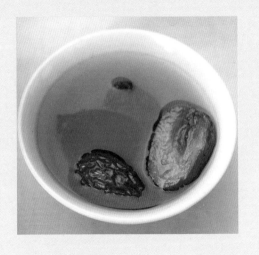

红枣姜糖水

材料： 生姜 10 克，红枣 4~5 枚，红糖 10 克。

做法：

1. 锅里水开后，放入红枣。

2. 将生姜切片，放入锅中。

3. 最后加入红糖，熬煮 15 分钟即可。

功效：

健脾暖胃，缓解受凉引起的腹痛、腹泻。

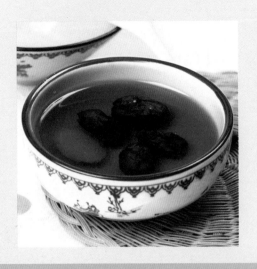

山药糯米羹

材料： 山药 100 克，糯米 50 克，枸杞子 5 克。

做法：

1. 将山药去皮，洗净，切块；将糯米淘洗干净，放入清水中浸泡 3 小时，然后和山药块一起放入搅拌机中打成糊。
2. 将糯米山药糊和枸杞子一起放入锅中煮成羹即可。

功效：

健脾益肺，消食化积。

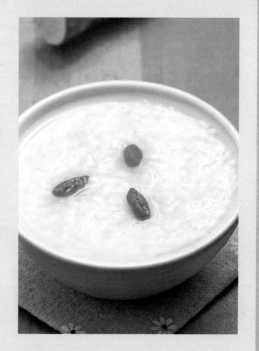

大麦牛肉糊

材料： 大麦仁 150 克，熟牛肉 100 克，面粉 100 克，红椒丝、胡椒粉、葱末、姜丝、香油、盐各适量。

做法：

1. 熟牛肉切成小块；大麦仁去杂质，洗净；面粉加水调成面粉糊。
2. 大麦仁加水煮开后，加面粉糊烧沸成麦仁面糊。
3. 将熟牛肉块放入麦仁面糊中，加入红椒丝、胡椒粉、葱末、姜丝、香油、盐煮开即可。

功效：

补阴益气、暖胃开津，防治脾胃虚弱和消化不良。

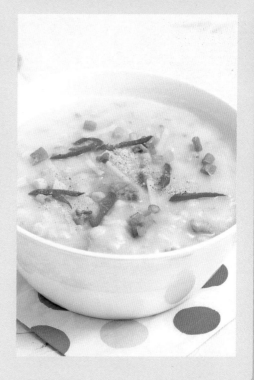

红枣赤小豆薏米糊

材料： 大米、黑米各15克，花生仁、赤小豆、薏米各10克，红枣3枚，牛奶200毫升。

做法：

1. 大米、黑米、花生仁、赤小豆、薏米洗净，沥干；红枣洗净，去核。
2. 将所有食材倒入破壁机中，加适量水至上下水位线之间，按"米糊"键，待米糊煮好即可。

功效：

利水、消肿、健脾胃。

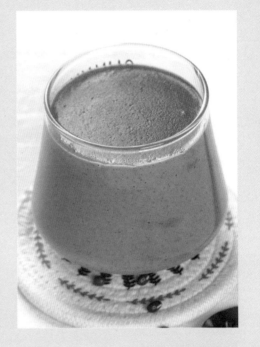

南瓜松饼

材料： 南瓜80克，牛奶70毫升，低筋面粉70克，鸡蛋1个，白糖10克。

做法：

1. 南瓜洗净，切片，蒸熟后压成泥；鸡蛋磕开，倒入南瓜泥中，加入牛奶、白糖、低筋面粉搅拌均匀，调成面糊，静置10分钟。
2. 平底锅加热，舀入一勺面糊，小火煎至表面冒泡再翻面，待两面金黄即可。

功效：

南瓜可健脾、促消化，尤其适合便秘、积食的孩子食用。

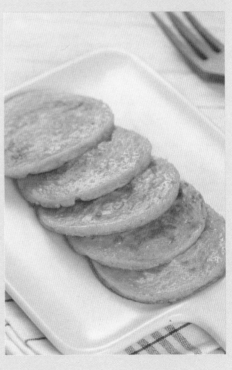

胡萝卜小米粥

材料： 小米 50 克，胡萝卜 60 克。

做法：

1. 将小米淘洗干净，熬成小米粥。

2. 将胡萝卜洗净，切小块，蒸熟。

3. 将胡萝卜块与小米粥混合，搅拌均匀即可。

功效：

健脾和胃，止腹泻。

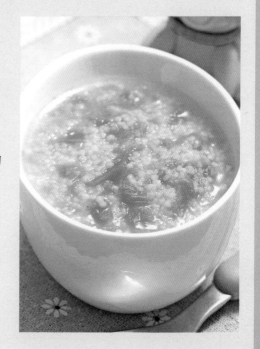

草莓奶昔

材料： 草莓 150 克，牛奶 250 毫升，酸奶 30 克。

做法：

1. 草莓洗净，沥干，其中 1 个切成薄片，其余切成小块；在奶昔杯壁上贴上一圈切好的草莓片。

2. 将草莓块、牛奶、酸奶放入搅拌器中，搅打均匀，倒进奶昔杯中，装饰上草莓片即可。

功效：

健脾养胃，清肝明目，促进肠道蠕动，帮助消化。

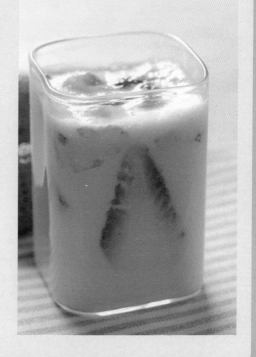

黄豆小米糊

材料： 黄豆、小米各 50 克。

做法：

1. 黄豆洗净，浸泡 6~8 小时；小米淘洗干净。

2. 将黄豆和小米放入豆浆机中，加适量清水，按下"米糊"键，煮至豆浆机提示做好即可。

功效：

益气养脾，促进食欲。

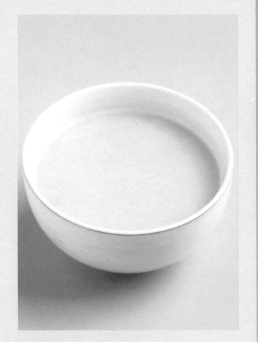

小米蒸红薯

材料： 红薯 100 克，小米 30 克。

做法：

1. 红薯去皮，洗净，切条；小米洗净，浸泡 30 分钟。

2. 将红薯条在小米中滚一下，裹满小米，排入蒸笼中，蒸笼上汽后蒸 30 分钟即可。

功效：

养胃，缓解便秘。

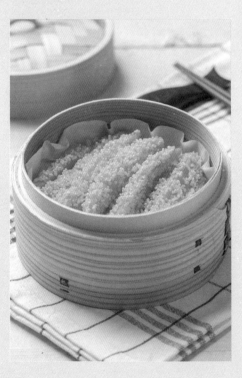